医学继续教育参考用书
医学临床"三基"训练丛书

护理"三基"技能操作考核评分标准

(第2版)

主 编 张春舫 王博玉

副主编 周金娜 高雅娜 杜 宇 王瑞敏
　　　 张 楠

编 者 (以姓氏笔画为序)
　　　 王晓红 王博玉 王瑞敏 田红英
　　　 任建瑜 任景坤 许越巍 杜 宇
　　　 张 楠 张春舫 周金娜 赵丹宁
　　　 赵桂香 袁爱军 高雅娜

科学出版社
北京

内 容 简 介

编者根据教学实践积累,以《临床技术操作规范·护理学分册》为基础,以技能操作大赛评分为标准,以图表形式重点阐述操作程序、评分细则和注意事项。本书为2版修订,在上一版基础上增加了考核中的情景对话考核标准,更新部分操作方法。全书分为基础护理技术操作和专科护理技术操作两部分,重点涵盖手卫生、清洁护理、生活支持、无菌操作技术、生命体征检测、密闭式静脉输液、隔离技术及内科、外科、妇科、儿科、急诊等专科技术操作评分细则和考核标准。

本书条理清晰,针对性强,是"三基"训练和考核必备参考用书,也是医学院校实习护生的工具书。

图书在版编目(CIP)数据

护理"三基"技能操作考核评分标准/张春舫,王博玉主编.—2版.—北京:科学出版社,2018.5
(医学继续教育参考用书·医学临床"三基"训练丛书)
ISBN 978-03-057202-8

Ⅰ. ①护… Ⅱ. ①张… ②王… Ⅲ. ①护理学-资格考试-自学参考资料 Ⅳ. ①R47

中国版本图书馆CIP数据核字(2018)第072639号

责任编辑:郝文娜 / 责任校对:赵桂芬
责任印制:赵 博 / 封面设计:龙 岩

版权所有,违者必究。未经本社许可,数字图书馆不得使用

科学出版社 出版
北京东黄城根北街16号
邮政编码:100717
http://www.sciencep.com

天津新科印刷厂 印刷
科学出版社发行 各地新华书店经销
*
2012年6月第 一 版 人民军医出版社
2018年5月第 一 版 开本:850×1168 1/32
2018年5月第一次印刷 印张:8 1/2
字数:218 000
定价:39.00元
(如有印装质量问题,我社负责调换)

编写说明

护理"三基""三严"是我国医院分级管理标准和评审的重要部分,科学管理对于提高护理质量、保障医疗安全起着举足轻重的作用。

随着新知识、新技术的快速发展,基础理论与技能也在不断丰富与扩展,对临床护理人员提出了更高的新要求,"三基"的内容要求也在不断更新和完善。为更好地配合护理人员在训练考核中的需求,编者根据临床对护理人员岗位考核的要求,以《临床技术操作规范·护理学分册》为基础,以《中国护理事业发展规划纲要》为依据,紧密结合护士执业考试大纲及护理人员业务素质训练,编写了临床实用护理的'三基'训练丛书,包括《护理"三基"训练分册》和《护理"三基"技能操作考核评分标准》两种。本套丛书以"三基"训练实际为前提,兼顾了护士执业资格考试和护理技能大赛的需求和各级护理人员必须熟练掌握的基本功操作技术、操作规程等。本套丛书重点介绍了基础知识、基本理论、基本技能需要掌握、复习的要点,涵盖了评分标准,内容全面、针对性强、深浅适宜,集"三基"训练和"三基"考核为一体,是临床护理工作的重要组成部分。

本书在编写过程中得到了广大卫生管理部门的支持,涉及专业较多,如有不完善之处诚望同行专家指导。希望护理人员在训练和工作中提供帮助和指导。

编 者
2017 年 10 月

目　　录

第1章　基础护理操作 …………………………………… (1)
第一节　手卫生 ………………………………………… (1)
一、一般洗手技术 ……………………………………… (1)
二、外科手消毒技术 …………………………………… (3)
第二节　无菌技术 ……………………………………… (4)
一、无菌持物钳使用法 ………………………………… (4)
二、戴无菌手套法 ……………………………………… (5)
三、取用无菌溶液法 …………………………………… (6)
四、无菌容器使用法 …………………………………… (7)
五、铺无菌盘法 ………………………………………… (7)
第三节　清洁护理技术 ………………………………… (8)
一、口腔护理技术 ……………………………………… (8)
二、床上洗头法 ………………………………………… (12)
三、床上擦浴法 ………………………………………… (15)
第四节　生命体征的监测技术 ………………………… (17)
一、体温的测量 ………………………………………… (17)
二、脉搏的测量 ………………………………………… (18)
三、呼吸的测量 ………………………………………… (19)
四、血压的测量 ………………………………………… (20)
第五节　生活支持护理技术 …………………………… (22)
一、铺备用床法 ………………………………………… (22)
二、为卧床患者更换床单法 …………………………… (24)

三、协助患者移向床头法 …………………………………（26）
四、协助患者翻身侧卧法 …………………………………（27）
五、协助患者由床上移至平车法 …………………………（29）
六、背部皮肤护理 …………………………………………（31）
七、协助患者更衣法 ………………………………………（32）
八、协助患者进食法 ………………………………………（33）
九、压疮的预防和护理 ……………………………………（34）
十、患者跌倒的预防 ………………………………………（36）

第六节 冷与热应用护理技术 ………………………………（36）
一、冰袋、冰囊使用法 ……………………………………（36）
二、冰枕、冰帽使用法 ……………………………………（38）
三、冷湿敷法 ………………………………………………（40）
四、温水/乙醇擦浴法 ……………………………………（41）
五、降温毯使用法 …………………………………………（43）
六、热水袋使用法 …………………………………………（44）
七、热湿敷法 ………………………………………………（46）
八、热水坐浴法 ……………………………………………（47）

第七节 给药技术 ……………………………………………（49）
一、口服给药法 ……………………………………………（49）
二、皮内注射法 ……………………………………………（51）
三、皮下注射法 ……………………………………………（58）
四、肌内注射法 ……………………………………………（59）
五、静脉注射法 ……………………………………………（62）
六、密闭式静脉输液法 ……………………………………（64）
七、静脉留置针技术 ………………………………………（66）
八、经外周插管的中心静脉导管(PICC)护理技术 ………（69）

第八节 密闭式静脉输血技术 ………………………………（72）

第九节 呼吸道护理技术 (75)
一、氧气吸入法 (75)
二、超声雾化吸入法 (79)
三、氧气雾化吸入法 (82)
四、经鼻/口腔吸痰法 (83)
五、经气管插管/气管切开吸痰法 (85)

第十节 胃肠道护理技术 (86)
一、鼻饲法 (86)
二、洗胃法 (89)
三、灌肠法 (91)
四、肛管排气法 (96)

第十一节 泌尿道护理技术 (97)
一、女患者导尿法 (97)
二、男患者导尿法 (100)
三、留置导尿法 (102)

第十二节 各种标本的采集技术 (104)
一、痰标本采集法 (104)
二、咽拭子标本采集法 (105)
三、静脉血标本采集法 (107)
四、动脉血标本采集法 (109)
五、粪便标本采集法 (111)
六、尿标本采集法 (113)

第十三节 隔离技术 (115)
一、严密隔离 (115)
二、呼吸道隔离 (115)
三、消化道隔离 (116)
四、接触隔离 (116)

五、昆虫隔离 ……………………………………… (117)
六、血液-体液隔离 ………………………………… (117)
七、保护性隔离 …………………………………… (118)
八、口罩、帽子的使用 ……………………………… (118)
九、穿脱隔离衣法 …………………………………… (119)
十、避污纸的使用法 ………………………………… (121)
十一、床单位终末消毒法 …………………………… (122)
第十四节 患者入/出院护理 ……………………………… (122)
第十五节 患者约束法 ……………………………………… (123)
第十六节 尸体护理技术 …………………………………… (125)

第2章 专科护理操作 …………………………………… (128)
第一节 内科护理操作 ……………………………………… (128)
一、腹腔穿刺术配合 ………………………………… (128)
二、肝穿刺术配合 …………………………………… (130)
三、肾穿刺活检术配合 ……………………………… (131)
四、胸腔穿刺术配合 ………………………………… (133)
五、心包穿刺术配合 ………………………………… (135)
六、膀胱穿刺术配合 ………………………………… (137)
七、骨髓穿刺术配合 ………………………………… (138)
八、腰椎穿刺术配合 ………………………………… (140)
九、胃镜检查操作配合 ……………………………… (141)
十、结肠镜检查术配合 ……………………………… (143)
十一、双囊三腔管的操作配合 ……………………… (145)
十二、自体腹水浓缩回输术 ………………………… (147)
十三、体位引流术 …………………………………… (149)
十四、锁骨下静脉穿刺置管术 ……………………… (152)
十五、股静脉穿刺置管术 …………………………… (154)

十六、血糖监测 ………………………………………… (157)
十七、胰岛素泵操作技术 ……………………………… (159)
十八、心电监测技术 …………………………………… (161)
十九、血氧饱和度监测技术 …………………………… (162)
二十、输液泵/微量输注泵的使用技术 ……………… (164)
二十一、睡眠呼吸监测技术 …………………………… (166)
二十二、腹膜透析术 …………………………………… (168)
二十三、血液透析术 …………………………………… (170)

第二节 外科护理操作 ………………………………… (172)
一、备皮法 ……………………………………………… (172)
二、胃肠减压技术 ……………………………………… (174)
三、换药技术 …………………………………………… (176)
四、"T"管引流护理 …………………………………… (178)
五、脑室穿刺术配合 …………………………………… (180)
六、脑室引流的护理 …………………………………… (182)
七、胸腔闭式引流的护理 ……………………………… (183)
八、膀胱冲洗的护理 …………………………………… (185)
九、造口护理技术 ……………………………………… (186)
十、轴线翻身法 ………………………………………… (188)
十一、皮肤牵引术 ……………………………………… (190)
十二、骨牵引术配合 …………………………………… (192)
十三、下肢膝关节持续被动活动器技术 ……………… (194)
十四、静脉营养输液袋(三升袋)配制营养液技术 …… (195)

第三节 妇产科护理操作 ……………………………… (196)
一、测宫高、腹围 ……………………………………… (196)
二、骨盆外测量 ………………………………………… (197)
三、坐浴 ………………………………………………… (198)

四、会阴擦洗 …………………………………………（200）
五、听诊胎心音技术 …………………………………（201）
六、子宫按摩术 ………………………………………（202）
七、阴道擦洗技术 ……………………………………（203）
八、阴道冲洗技术 ……………………………………（205）
九、产时会阴消毒技术 ………………………………（206）
十、铺产台 ……………………………………………（208）
十一、接生 ……………………………………………（209）
十二、外阴湿热敷 ……………………………………（212）
十三、挤奶技术 ………………………………………（214）
十四、剖宫产时新生儿的护理 ………………………（216）
十五、新生儿脐部护理技术 …………………………（217）
十六、新生儿沐浴 ……………………………………（218）
十七、新生儿抚触 ……………………………………（220）

第四节　儿科护理操作 …………………………………（222）
一、婴幼儿体重、身高（长）测量 …………………（222）
二、更换尿布 …………………………………………（223）
三、婴幼儿盆浴 ………………………………………（225）
四、婴幼儿服药法 ……………………………………（226）
五、婴儿乳瓶喂乳 ……………………………………（228）
六、约束法 ……………………………………………（230）
七、婴幼儿灌肠法 ……………………………………（231）
八、早产儿暖箱的应用 ………………………………（233）
九、光照疗法 …………………………………………（234）
十、股静脉采血法 ……………………………………（236）
十一、患儿头皮静脉输液 ……………………………（237）

第五节　五官科护理操作 ………………………………（239）

一、眼部涂药膏法 …………………………………… (239)

二、眼药水滴用法 …………………………………… (240)

三、眼压测量法 ……………………………………… (241)

四、外眼术后换药法 ………………………………… (242)

五、泪道冲洗术 ……………………………………… (243)

六、结膜囊冲洗法 …………………………………… (245)

七、结膜下注射法 …………………………………… (246)

八、结膜结石剔出术 ………………………………… (247)

九、倒睫电解术 ……………………………………… (248)

十、角膜异物取出术 ………………………………… (250)

十一、耳部滴药法 …………………………………… (251)

十二、耳道冲洗法 …………………………………… (252)

十三、鼻腔滴药法 …………………………………… (253)

十四、鼻腔冲洗法 …………………………………… (254)

第六节　急诊科护理操作 ………………………………… (255)

一、心肺复苏基本生命支持技术 …………………… (255)

二、除颤技术 ………………………………………… (257)

参考文献 ………………………………………………… (259)

第1章 基础护理操作

第一节 手 卫 生

一、一般洗手技术

【目的】

去除手部皮肤污垢、碎屑和部分致病菌。

【方法及标准】

一般洗手操作方法及评分标准：100分。

项 目	技术操作要求
操作准备 （10分）	1. 护士准备：取下手表，工作服衣袖长度合适 2. 用物准备：洗手设施，肥皂或肥皂液，擦手纸巾、毛巾或干手器，时钟 3. 环境准备：清洁，宽敞
洗手指征 （15分）	1. 直接接触患者前后 2. 无菌操作前后 3. 处理清洁或无菌物品之前 4. 穿脱隔离衣前后，摘手套后 5. 接触不同患者之间或从患者身体的污染部位移动到清洁部位时 6. 处理污染物品后 7. 接触患者的血液、体液、分泌物、排泄物、黏膜皮肤或伤口敷料后 8. 处理药物或配餐前

续 表

项 目	技术操作要求
洗手要点 (65分)	1. 洗手前取下手表,卷袖过肘。正确应用六步洗手法,也可将洗手分为七步,即增加清洗手腕 2. 打开水龙头,湿润双手 3. 取无菌肥皂液或洁净肥皂 4. 双手揉搓:①掌心相对,手指并拢相互搓揉;②手指交错掌心对手背搓揉,两手交错进行;③掌心相对,双手指交叉沿指缝相互搓揉;④两手互握互搓指背;⑤拇指在掌中转动搓揉,两手交错进行;⑥指尖在掌心中转动摩擦,两手交替;⑦两手互握互揉搓腕部。每个步骤最少施行10次,搓洗时间不少于15s 5. 流动水下彻底冲洗 6. 用一次性纸巾/毛巾彻底擦干或烘干双手 7. 如水龙头为手拧式开关,则应采用防止手部再污染的方法关闭水龙头
提问(10分)	目的、注意事项及相关理论知识

【注意事项】

1. 认真清洗指甲、指尖、指缝和指关节等易污染的部位。

2. 手部不佩戴戒指等饰物。

3. 应当使用一次性纸巾或者干净的小毛巾擦干双手,毛巾应当一用一消毒。

4. 手未受到患者血液、体液等物质明显污染时,可以使用速干手消毒剂消毒双手代替洗手。

5. 用于洗手的肥皂或肥皂液应当置于洁净的容器内,容器应当定期清洁和消毒,使用的肥皂应保持干燥。

6. 采用流动水洗手,医院的手术室、产房、重症监护室等重点部门应当采用非手触式水龙头开关。

二、外科手消毒技术

【目的】

1. 清除指甲、手、前臂的污物和暂居菌。
2. 将常居菌减少到最低程度。
3. 抑制微生物的快速再生。

【方法及标准】

外科手消毒操作方法及评分标准:100分。

项 目	技术操作要求
操作准备 (10分)	1. 护士准备:去除饰物,穿刷手衣裤、隔离鞋;戴帽子(头发不外露)、口罩(口鼻不外露) 2. 用物准备:洗手设施,指甲刀,手刷,肥皂液或其他清洗剂,手消毒剂,无菌巾,时钟 3. 环境准备:清洁、宽敞
外科手消毒 指征(10分)	进行外科手术或其他按外科手术洗手要求的操作之前
外科手消毒 要点(70分)	1. 修剪指甲、锉平甲缘,清除指甲下的污垢 2. 用流动水冲洗双手、前臂和上臂下1/3 3. 取适量肥皂液或其他清洗剂刷洗双手、前臂和上臂下1/3,刷洗时注意指甲、甲沟、指间、腕部等处,要按顺序进行,无遗漏,两手交替刷洗。上述过程重复2次,时间5min 4. 用流动水按上述顺序冲净,冲洗时水由指尖向肘部流下,切勿倒流 5. 使用无菌巾彻底擦干双手、前臂和上臂下1/3,顺序:先擦干双手,将擦手巾斜对角折叠,由一手从手腕往上慢慢移擦至肘部,不得回擦;翻转擦手巾同法擦另一手臂 6. 取适量手消毒剂充分揉搓双手、前臂和上臂下1/3,至消毒剂干燥
提问(10分)	目的、注意事项及相关理论知识

【注意事项】

1. 冲洗双手时,避免水溅湿衣裤。

2. 保持手指朝上,将双手悬空举在胸前,使水由指尖流向肘部,避免倒流。

3. 使用后的海绵、刷子等,应当放到指定的容器中,一用一消毒。

4. 手部皮肤无破损。

5. 手部不佩戴戒指、手镯等饰物。

第二节　无菌技术

一、无菌持物钳使用法

【目的】

取用或者传递无菌的敷料、器械等。

【方法及标准】

无菌持物钳使用操作方法及评分标准:100分。

项　目	技术操作要求
操作准备 (20分)	1. 护士准备:衣帽整洁、洗手、戴口罩 2. 用物准备:无菌持物钳或持物镊、无菌镊子罐 3. 环境准备:清洁,宽敞,明亮,定期消毒
操作要点 (70分)	1. 评估操作环境是否符合要求 2. 检查无菌持物钳包有无破损、潮湿、消毒指示胶带及消毒指示卡是否变色及其有效期 3. 打开无菌钳包,取出镊子罐置于治疗台面上 4. 取放无菌钳时,钳端闭合向下,不可触及容器口边缘,用后立即放回容器内
提问(10分)	目的、注意事项及相关理论知识

【注意事项】

1. 无菌持物钳不能夹取未灭菌的物品,也不能夹取油纱布。

2. 取远处物品时,应当连同容器一起搬移到物品旁使用。

3. 使用无菌钳时无菌钳不能低于腰部。

4. 打开包后的干镊子罐、持物钳应当 4h 更换。

5. 无菌持物钳一旦污染或可疑污染重新灭菌。

二、戴无菌手套法

【目的】

执行无菌操作或接触无菌物品时戴无菌手套,以保护患者,预防感染。

【方法及标准】

戴无菌手套操作方法及评分标准:100 分。

项　目	技术操作要求
操作准备 (20 分)	1. 护士准备:衣帽整洁、剪指甲、洗手、戴口罩 2. 用物准备:无菌手套包或一次性无菌手套 3. 环境准备:清洁、宽敞、明亮、定期消毒
操作要点 (70 分)	1. 评估操作环境是否符合要求 2. 选择尺码合适的无菌手套,检查有无破损、潮湿及其有效期 3. 取下手表,洗手 4. 打开手套包,用滑石粉涂擦双手,放于包布外右上角 5. 一手掀起手套袋开口处,另一只手捏住一只手套的翻折部分(手套内面),取出手套,对准五指戴上。再用戴好无菌手套的手插入另一只手套翻折内面(手套外面),同法将手套戴好。双手对合交叉调整手套位置,将手套翻边扣套在工作服衣袖外面。可进行无菌操作。一次性无菌手套操作方法同上 6. 脱手套时,一手捏住另一手套腕部外面,翻转脱下。再以脱下手套的手插入另一只手套内,将其往下翻转脱下
提问(10 分)	目的、注意事项及相关理论知识

【注意事项】

1. 戴手套时应当注意未戴手套的手不可触及手套的外面,戴手套的手不可触及未戴手套的手或另一手套的里面。

2. 戴手套后如发现手套有破洞、破裂或污染时,应当立即更换。
3. 脱手套时,应翻转脱下。
4. 戴无菌手套后双手区始终保持在腰部或操作台面以上视线范围内的水平。

三、取用无菌溶液法

【目的】

保持无菌溶液的无菌状态。

【方法及标准】

取用无菌溶液操作方法及评分标准:100分。

项　　目	技术操作要求
操作准备 (20分)	1. 护士准备:衣帽整洁、剪指甲、洗手、戴口罩 2. 用物准备:无菌持物钳及容器、无菌溶液、无菌棉签、纱布、消毒剂、储槽、弯盘 3. 环境准备:清洁、宽敞、明亮、定期消毒
操作要点 (70分)	1. 评估操作环境是否符合要求 2. 对所使用的无菌溶液进行检查、核对 3. 擦净瓶口及瓶体,核对标签上药名、浓度、剂量、失效期等,检查瓶盖是否松动,瓶身有无裂缝,无菌溶液有无变质、沉淀、变色、混浊等 4. 从储槽内夹取无菌容器,手托底部放于操作台上 5. 启开瓶盖,用拇指、示指或用双手拇指于瓶签侧翻起瓶塞,用蘸消毒液的棉签消毒瓶口。拉出瓶塞,手握标签面,先倒少量溶液于弯盘内,再由原处倒所需液量于无菌容器内,盖好治疗巾 6. 取用后立即盖好橡胶塞,消毒瓶塞边缘 7. 记录开瓶日期、时间,已打开的溶液有效使用时间是24h
提问(10分)	目的、注意事项及相关理论知识

【注意事项】

1. 不可以将无菌物品或非无菌物品伸入无菌溶液内蘸取或者

直接接触瓶口倒液。

2. 已倒出的溶液不可再倒回瓶内。

四、无菌容器使用法

【目的】

1. 用于盛放无菌物品。
2. 保持已经灭菌的物品处于无菌状态。

【方法及标准】

无菌容器使用操作方法及评分标准:100 分。

项　目	技术操作要求
操作准备 （20 分）	1. 护士准备:衣帽整洁、剪指甲、洗手、戴口罩 2. 用物准备:无菌器械盒、无菌罐、储槽等 3. 环境准备:清洁、宽敞、明亮、定期消毒
操作要点 （70 分）	1. 评估操作环境是否符合要求 2. 打开无菌容器时,应当将容器盖内面朝上置于稳妥处,或者拿在手中 3. 用毕即将容器盖严,手不可触及容器的内面及边缘 4. 手持无菌容器时,应当托住底部 5. 打开容器时,避免手臂跨越容器上方 6. 从中取物品时,应将盖子全部打开,避免物品触碰边缘而污染
提问（10 分）	目的、注意事项及相关理论知识

【注意事项】

1. 使用无菌容器时,不可污染盖内面、容器边缘及内面。
2. 无菌容器打开后,记录开启的日期、时间,有效使用时间为 24h。

五、铺无菌盘法

【目的】

将无菌巾铺在清洁干燥的治疗盘内,形成无菌区,放置无菌物品,以供实施治疗时使用。

【方法及标准】

铺无菌盘操作方法及评分标准:100 分。

项　目	技术操作要求
操作准备 (20分)	1. 护士准备:衣帽整洁、剪指甲、洗手、戴口罩 2. 用物准备:治疗盘、无菌治疗巾、无菌持物钳及容器 3. 环境准备:清洁,宽敞,明亮,定期消毒
操作要点 (70分)	1. 评估操作环境是否符合要求 2. 检查无菌包有无破损、潮湿、消毒指示胶带及指示卡是否变色及其有效期 3. 打开无菌包,用无菌钳取出1块治疗巾,放于治疗盘内 4. 双手捏住无菌巾上层两角的外面,轻轻抖开,双折铺于治疗盘内,上层向远端呈扇形折叠,开口边向外 5. 放入无菌物品后,将上层盖于物品上,上下层边缘对齐,开口处向上翻折2次,两侧边缘向下翻折1次 6. 记录铺盘日期及时间
提问(10分)	目的、注意事项及相关理论知识

【注意事项】

1. 铺无菌盘区域及治疗盘必须清洁干燥,无菌巾避免潮湿。
2. 非无菌物品不可触及无菌面。
3. 注明铺无菌盘的日期、时间,无菌盘有效期为4h。
4. 铺盘时非无菌物品和身体应与无菌盘保持适当距离,手不可触及无菌巾内面,不可跨越无菌区。

第三节　清洁护理技术

一、口腔护理技术

【目的】

1. 保持口腔清洁、湿润,使患者舒适,预防口腔感染等并发症的发生。
2. 防止口臭、口垢,增进食欲,保持口腔正常功能。
3. 观察口腔黏膜、舌苔的变化及特殊的口腔气味,提供病情变化的信息,协助疾病诊断。

常用漱口溶液见下表。

名　　称	浓度(%)	作　　用
氯化钠溶液	0.9	清洁口腔,预防感染
复方硼砂溶液(朵贝尔溶液)		轻度抑菌,除臭
过氧化氢溶液	1～3	抗菌,除臭
呋喃西林溶液	0.02	清洁口腔,广谱抗菌
硼酸溶液	2～3	酸性防腐剂,抑菌
碳酸氢钠溶液	1～4	碱性溶液,用于真菌感染
醋酸溶液	0.1	用于铜绿假单胞菌感染
甲硝唑溶液	0.08	用于厌氧菌感染
氯己定溶液(洗必泰)	0.01	清洁口腔,广谱抗菌

【方法及标准】

口腔护理操作方法及评分标准:100分。

项　目	技术操作要求
操作准备 (10分)	1. 护士准备:衣帽整洁、洗手、戴口罩 2. 用物准备:治疗盘内放治疗碗2个(1个碗内放漱口液浸泡的棉球、压舌板、弯血管钳、镊子。另1个碗内盛温开水、吸水管)、弯盘、液状石蜡、无菌棉签、手电筒、治疗巾,必要时备开口器。根据患者病情选择口腔护理液 3. 患者准备:①了解口腔护理的目的、方法、注意事项及配合要点。②取舒适、安全且易于操作的体位 4. 环境准备:宽敞,光线充足或有足够的照明
评估患者 (10分)	1. 询问、了解患者身体状况:病情、诊断、治疗情况 2. 重点评估口腔情况:查看口唇、舌面、口腔黏膜湿润程度和有无破损,查看牙龈有无出血,查看是否有活动义齿和牙齿缺损等。评估口腔气味 3. 向患者解释口腔护理的目的,取得患者的配合
操作要点 (65分)	1. 核对医嘱,携用物至床旁,核对床号、姓名并患者或其家属解释口腔护理的目的及配合方法,以取得合作 2. 协助患者取平卧或侧卧位,头偏向一侧,面向护士。取治疗巾围于颌下,弯盘放于患者口角旁

续 表

项 目	技术操作要求
操作要点 （65分）	3. 湿润口唇、口角，嘱患者张口，一手用压舌板撑开颊部，一手用手电筒，检查口腔有无出血、溃疡及活动义齿。观察患者舌苔变化，分辨口腔气味。昏迷患者可用开口器协助张口 4. 协助患者漱口（清醒患者），嘱患者勿将漱口水咽下 5. 清点棉球数量 6. 嘱患者咬合上下齿，用压舌板撑开左侧颊部 7. 用弯血管钳夹取湿棉球，纵向擦洗左侧牙齿外侧面，按顺序由内洗向切牙 8. 同法擦洗右外侧面 9. 嘱患者张开上下齿（昏迷患者用压舌板轻轻撑开或用开口器及牙垫），按顺序擦洗牙齿左上内侧，左上咬面，左下内侧，左下咬面，均由内洗向切牙。以弧形擦洗左侧颊部 10. 用同法擦洗右侧 11. 擦洗硬腭部、舌面及舌下（口述：勿触及咽部，以免引起恶心）。清醒患者操作前嘱患者如有不适可抬手示意 12. 擦洗完毕，用手电筒检查是否擦洗干净及有无遗漏棉球。协助清醒患者用吸水管吸漱口水漱口，用毛巾（或治疗巾）擦净口周围及口唇。有口唇干裂时涂液状石蜡，口腔黏膜如有溃疡，可涂冰硼散等药物 13. 再次清点棉球数量 14. 撤去弯盘、治疗巾，协助患者取舒适体位，整理床单位，询问患者对操作的感受，了解患者的满意程度，感谢患者的配合 15. 分类整理用物：将棉球、一次性压舌板放入医疗垃圾桶内；治疗盘、治疗碗、弯盘、镊子、弯血管钳放在治疗车下层或污染区待消毒；漱口水倒入水池/空桶内；其他未污染物品放归原处 16. 清洗双手，做好记录
指导患者 （5分）	1. 告知患者在操作过程中的配合事项 2. 指导患者正确的漱口方法，避免呛咳或误吸

续　表

项　目	技术操作要求
提问(10分)	目的、注意事项及相关理论知识

【注意事项】

1. 擦洗过程中动作要轻柔,避免金属钳端碰到牙齿、损伤黏膜及牙龈,对有凝血功能障碍的患者,应当特别注意。

2. 昏迷患者需用开口器时,应从臼齿处放入。牙关紧闭者不可使用暴力使其张口,以免造成损伤。擦洗时需用血管钳夹紧棉球,每次1个,防止棉球遗留在口腔内。棉球不可过湿,以防患者将液体吸入呼吸道。

3. 昏迷患者禁止漱口,以免引起误吸。

4. 长期应用抗生素者,注意观察有无真菌感染。

5. 有活动义齿,应取下,用冷水刷洗干净,患者漱口后戴好。暂时不用时,可浸泡于清水中,每日更换清水。活动义齿禁用热水或消毒液浸泡。

6. 护士操作前后应当清点棉球数量。

附:口腔健康维护

1. 口腔卫生指导

(1)养成良好的口腔卫生习惯:指导患者早、晚刷牙,餐后漱口。睡前不应进食对牙齿有刺激性或腐蚀性食物。当口腔过于干燥时,鼓励患者多饮水。

(2)口腔清洁用具的选择:口腔清洁用具包括牙刷、牙膏、牙线等。牙刷应尽量选用外形较小、质地较软、表面平滑的尼龙毛刷。使用已磨损和硬毛牙刷,清洁效果不佳,且容易导致牙齿的磨损和牙龈的损伤,故牙刷应每隔3个月更换1次。牙膏应无腐蚀性,以防损伤牙齿。根据需要选用牙膏:药物牙膏一般能抑制细菌生长,起到预防龋齿和治疗牙齿过敏的作用,含氟牙膏具有抗菌和保护牙齿的作用。牙膏不宜常用一种,应轮换使用。

(3)指导正确的刷牙方法:刷牙一般都在早晨起床后或晚上临睡前进行。正确的刷牙方法:将牙刷的毛面轻放于牙齿及牙龈沟上,并与牙齿成 45°,以快速环形震颤来回刷动,每次只刷 2~3 颗牙,刷完一个部位后再刷相邻部位。切牙的内面可用牙刷毛面的尖端以环形震颤刷洗,刷洗牙齿的殆面时,牙刷的毛面与牙面平行来回反复刷洗。刷完牙齿后再刷舌面,由里向外刷洗,之后漱口,使口腔完全清洁。每次刷牙时间以 3min 为宜。另一种刷牙方法是上、下竖刷法,即沿牙齿的纵向刷洗,牙齿的内、外、殆面都应刷洗干净。

(4)牙线剔牙法:牙线可选用尼龙线、丝线、涤纶线作为材料。取牙线 40cm,先在中间预留 14~17cm,两端分别绕在两手中指上,以两手的拇指和示指夹住牙线,将牙线以轻锯的动作穿过牙缝的接触面,上下移动,将食物残渣剔出,每个牙缝反复数次,之后漱口。剔牙应在餐后及时进行。不宜用牙签剔牙,防止损伤牙龈。

2. 活动义齿的护理 每次餐后应及时取下并认真清洗,可用小的软毛牙刷涂牙膏或活动义齿清洗液轻轻刷洗活动义齿的各面,冷水冲洗干净,患者漱口后戴上(昏迷患者的活动义齿清醒后方可戴上)。有活动义齿者白天应佩戴活动义齿,以增进咀嚼功能,保持良好的口腔外形,晚上将活动义齿取下,使牙床得到保养。取下的活动义齿刷洗干净后放于冷开水杯中,每天换水 1 次。活动义齿不可放入乙醇或热水中浸泡、刷洗,以免变色、变形和老化。

3. 牙龈保健按摩法 按摩可促进牙龈的血液循环,营养牙床,坚固牙齿,延缓衰老。按摩方法:用一只手的 4 个指尖(拇指除外)轻敲口部四周,先顺时针敲 9 次,后逆时针敲 9 次,用力大小以自己感觉适宜为度,再用示指蘸盐按摩牙龈,先上后下,从左到右,3 次/日。

二、床上洗头法

【目的】

1. 促进头皮血液循环。
2. 除去污垢和头屑,使患者头发清洁、舒适、美观,预防头虱及头皮感染。

3. 促进患者舒适,增进身心健康,建立良好护患关系。

【方法及标准】

床上洗头操作方法及评分标准:100分。

项 目	技术操作要求
操作准备 (10分)	1. 护士准备:衣帽整洁、修剪指甲、洗手、戴口罩 2. 用物准备:治疗车,洗头器或马蹄形垫,或大搪瓷杯2个。水壶内盛40~45℃温水,水桶。治疗盘内置大、小橡皮单,大、中、小毛巾各1条,眼罩或纱布,安全别针,棉球2个,纸袋,洗发液,梳子,小镜子,必要时备吹风机 3. 患者准备:①了解床上洗头的目的、方法、注意事项及配合要点。②取舒适、安全且易于操作的体位
评估患者 (10分)	1. 评估患者洗发的习惯与需要、对相关知识的了解程度 2. 评估观察头发的分布、浓密、长短、卫生情况,注意发质,观察头皮有无抓痕、擦伤。根据不同发质及有无头皮屑选择适当的洗发液 3. 洗头过程中,询问患者水温是否合适,眼、耳是否进水等情况,严密观察患者神志、生命体征等,判断患者病情有无变化
操作要点 (65分)	1. 将用物携至床旁,核对患者床号、姓名,向清醒患者解释操作的目的及配合方法,以取得合作 2. 移开床旁桌椅,根据季节关闭门窗。按需要给予便器。用物放于方便取用处 3. 置小橡皮单、大毛巾于枕上,松开患者衣领向内反折,将中毛巾围于颈部,以安全别针固定 4. 马蹄形垫洗头法:①协助患者仰卧位,头移至床边,移枕于肩下,置马蹄形垫及大橡皮单于患者颈部,使患者颈部枕于突起处,头部枕在槽中。将大橡皮单做成槽(马蹄形垫下端)接盛水桶。②取下发夹,松开头发,用棉球塞两耳,用眼罩或纱布遮盖双眼,先用温水洗头发,再均匀涂上洗发液,反复揉搓后用温水冲洗至干净为止。擦去头发上的积水,解下颈部毛巾包住头发,取出耳内棉球,取下眼罩,用毛巾擦干面部。③撤去大橡皮单及马蹄形垫,协助患者卧床正中,将枕、橡皮单、大毛巾一起移至患者头下。用包头毛巾轻揉头发,将其擦干,将头发梳理整齐,吹干。④清理用物,整理床单位,洗手并记录。协助患者取舒适卧位,询问清醒患者对操作的感受,了解患者的满意程度,感谢患者的配合

续 表

项　目	技术操作要求
操作要点 (65分)	5. 洗头器洗头法：①协助患者仰卧位，头移至床边，移枕于肩下，屈膝，使患者安全、舒适。将洗头器垫于患者后颈部，头部置于槽中，开口朝外，接污水桶。其余同马蹄形垫洗头法。②取下发夹，松开头发，用棉球塞两耳，用眼罩或纱布遮盖双眼，先用温水洗头发，再均匀涂上洗发液，反复揉搓后用温水冲洗至干净为止。擦去头发上的积水，解下颈部毛巾包住头发，取出耳内棉球，取下眼罩，用毛巾擦干面部。③撤去洗头器，将头发梳理整齐，吹干。④清理用物，整理床单位。协助患者取舒适卧位，询问清醒患者对操作的感受，了解患者的满意程度，感谢患者的配合 6. 扣杯洗头法：①将热水桶和1个大搪瓷杯放在椅上，另1个搪瓷杯扣放脸盆内，杯底部用折好的小毛巾垫好(折成1/4大)。②患者仰卧位，解开领扣，将橡皮单、大毛巾铺于枕上，移枕于肩下。将床头的大毛巾反折，围在患者颈部，头下放至脸盆，将头部枕在扣杯上。③取下发夹，松开头发，用棉球塞两耳，用眼罩或纱布遮盖双眼或嘱患者闭上双眼。④先用温水洗头发，再均匀涂上洗发液，反复揉搓后用温水冲洗至干净为止。盆内污水多时，用右手托起患者头部，左手将扣杯放于橡皮单上，将盆内污水倒净后，将患者头部枕在扣杯上；也可利用虹吸原理将污水排出(将橡胶管灌满水放在盆内，一端用血管钳夹住，拉出另一端放于污水桶内，污水即自动流至污水桶)。⑤洗毕，取出脸盆，将肩下枕头移至头部，使患者头枕在大毛巾上。取下纱布、棉球，用毛巾擦干面部，用大毛巾轻揉头发，擦干，将头发梳理整齐。⑥清理用物，整理床单位。协助患者取舒适卧位，询问清醒患者对操作的感受，了解患者的满意程度，感谢患者的配合 7. 洗手并记录
指导患者 (5分)	1. 告知患者在操作过程中的配合事项 2. 指导患者常保持头发清洁 3. 不要使用高碱性洗发剂，以避免伤害头发角质层
提问(10分)	目的、注意事项及相关理论知识

【注意事项】

1. 洗发时随时观察病情变化,如有异常变化应停止操作。体质衰弱的患者不宜洗发。
2. 注意室温、水温,及时擦干头发,防止患者受凉。
3. 防止水流入耳、眼内,避免沾湿衣服及床单。
4. 生命体征不稳定时暂缓洗发。
5. 洗发时间不宜过久,避免引起患者头部充血或疲劳不适。

三、床上擦浴法

【目的】

1. 去除皮肤污垢,保持皮肤清洁,使患者舒适。
2. 促进皮肤血液循环,增进皮脂腺、汗腺排泄功能,预防皮肤感染和压疮等并发症的发生。
3. 观察患者一般情况,满足其身心需要。
4. 使紧张的肌肉得以放松,增强皮肤对外界刺激的敏感性。
5. 协助患者活动肢体,防止关节僵硬和肌肉挛缩等并发症的发生。

【方法及标准】

床上擦浴操作方法及评分标准:100分。

项　目	技术操作要求
操作准备 (10分)	1. 护士准备:衣帽整洁、洗手 2. 用物准备:①治疗车上置脸盆、足盆各1个、水桶2个(1个桶盛50~52℃热水,另1个桶盛接污水);②治疗盘内置毛巾2条、浴巾、小橡皮单、浴皂或浴液、梳子、小剪刀、50%乙醇、润滑剂(不主张使用爽身粉)、清洁衣裤和被服;③必要时备便器及便器巾、屏风 3. 患者准备:①了解床上擦浴的目的、方法、注意事项及配合要点。②病情稳定,全身状况良好
评估患者 (10分)	1. 评估皮肤的性质,有无潮红、破损、肿块等疾病的征象 2. 观察体位、环境、汗液量、皮脂分泌、水肿、色素沉着等 3. 擦洗过程中,通过询问清醒患者水温、感觉的冷暖及用力是否适当,观察患者的反应,判断患者病情变化,并做好防范措施

续　表

项　目	技术操作要求
操作要点 （65分）	1. 携用物至患者床旁，核对患者床号、姓名，将用物放在便于操作处。向患者解释擦浴的目的及步骤，以取得合作 2. 关好门窗，调节室温至 22～26℃，水温 50～52℃，用屏风或窗帘遮挡患者，放平床尾、床头支架，按需要给予便器 3. 取脸盆放在床旁椅上，倒入温水至 2/3 处 4. 擦洗步骤：①用浴巾围在患者颈下，用湿毛巾擦洗眼部，由内眦到外眦，然后擦拭脸、颈部、耳后。②为患者脱下上衣，在擦洗部位下面铺上浴巾，按顺序擦洗上肢、胸腹部。协助患者侧卧位，背向护士，依次擦洗后颈、背、臀部。护士洗手后，为患者换上清洁上衣。协助患者平卧，脱下裤子，擦洗下肢，泡足。更换脸盆、水及毛巾后擦洗会阴，为患者换上清洁裤子 5. 擦洗方法为先用涂肥皂的毛巾擦洗，再用湿毛巾擦去皂液，清洗毛巾后再擦洗，最后用浴巾边擦干、边按摩 6. 按摩时询问清醒患者力度是否合适，根据患者的需求选择用力的大小 7. 整理床单位，注意防止受凉，清理用物，记录。根据患者病情及医嘱，协助患者取舒适卧位并适当饮水
指导患者 （5分）	1. 告知患者在操作过程中的配合事项 2. 指导患者保持皮肤的清洁卫生及正确选择保护皮肤的用品
提问（10分）	目的、注意事项及相关理论知识

【注意事项】

1. 擦洗过程中，如患者出现战栗（寒战）、面色苍白等病情变化，应立即停止擦洗，给予适当处理。

2. 擦洗时要保护患者隐私，维护患者自尊，动作敏捷、轻柔减少翻动次数和暴露，防止受凉。

3. 操作中注意节力的原理。

4. 生命体征不稳定时暂缓擦浴。

5. 擦浴时注意患者保暖，控制室温，随时调节水温。

6. 操作时动作敏捷轻柔，减少翻动次数，15～30min 完成擦浴。

第四节 生命体征的监测技术

一、体温的测量

【目的】

1. 测量、记录患者体温。
2. 监测体温变化,分析热型及伴发症状。
3. 协助诊断,为预防、治疗、康复和护理提供依据。

【方法及标准】

体温测量操作方法及评分标准:100 分。

项 目	技术操作要求
操作准备 (10 分)	1. 护士准备:衣帽整洁、洗手 2. 用物准备:治疗盘内置已消毒的体温计、弯盘、纱布 3 块(1 块放入弯盘垫体温计,1 块体温计上的消毒液,1 块擦腋下汗液)、记录本、笔、带秒针的表
评估患者 (10 分)	1. 询问、了解患者的身体状况,向患者解释测量体温的目的,取得患者的配合 2. 评估患者适宜的测量方法
操作要点 (60 分)	1. 检查体温计是否完好,将汞柱甩至 35℃ 以下 2. 根据患者病情、年龄等因素选择测量方法 3. 测腋温时擦干腋下汗液,将体温计汞柱端放于患者腋窝深处并贴紧皮肤,防止脱落。测量 5~10min 后取出 4. 测口温时将汞柱端斜放于患者舌下,闭口测量 3min 后取出 5. 测肛温时在肛温计前端涂润滑剂,将肛温计的汞柱端轻轻插入肛门 3~4cm,测量 3min 后取出。用消毒纱布擦拭体温计 6. 读取体温数,消毒体温计
指导患者 (10 分)	1. 告知患者测量口温前 15~30min 勿进食过冷、过热食物,测口温时闭口用鼻呼吸,勿用牙咬体温计 2. 根据患者实际情况,可以指导患者学会正确测量体温的方法
提问(10 分)	目的、注意事项及相关理论知识

【注意事项】

1. 婴幼儿、意识不清或不合作的患者禁测口温,测体温时,护理人员应守候在患者身旁。

2. 如有影响测量体温的因素时,应当推迟 30min 测量。

3. 发现体温和病情不符时,应当复测体温。

4. 体型极度消瘦的患者不宜测腋温。

5. 如患者不慎咬破汞体温计,应当立即清除口腔内玻璃碎片,再口服蛋清或牛奶延缓汞的吸收。若病情允许,服富含纤维食物以促进汞的排泄。

6. 腋下有创伤、手术、炎症或出汗较多者,肩关节受伤夹不紧体温计者禁忌腋温测量;直肠或肛门手术、腹泻,禁测肛温;心肌梗死患者禁测肛温。

二、脉搏的测量

【目的】

1. 测量患者的脉搏,判断有无异常情况。

2. 监测脉搏变化,间接了解心脏的情况。

3. 协助诊断,为预防、治疗、康复和护理提供依据。

【方法及标准】

脉搏测量操作方法及评分标准:100 分。

项 目	技术操作要求
操作准备 (10 分)	1. 护士准备:衣帽整洁、洗手 2. 用物准备:记录本、笔、带秒针的表
评估患者 (10 分)	1. 询问、了解患者的身体状况 2. 向患者讲解测量脉搏的目的,取得患者的配合
操作要点 (60 分)	1. 协助患者取舒适的姿势,手臂轻松置于床上或桌面 2. 以示指、中指、环指的指端按压桡动脉,力度适中,以能感觉到脉搏搏动为宜 3. 一般患者可以测量 30s,脉搏异常的患者,测量 1min,核实后,报告医师 4. 短绌脉测量,应由 2 人同时测量,1 人听心率,另 1 人测脉率,2 人应同时开始,由听心率者发出"起"与"停"口令,计数 1min,以分数式记录。记录方法为心率/脉率比值

续 表

项　目	技术操作要求
指导患者 （10分）	1. 告知患者测量脉搏时的注意事项 2. 根据患者实际情况，可指导患者学会正确测量脉搏的方法
提问（10分）	目的、注意事项及相关理论知识

【注意事项】

1. 测量脉搏前应使患者安静，如有剧烈活动，应先休息20min后再测量。

2. 不可用拇指测量脉搏，因拇指小动脉搏动较强，易与患者的脉搏相混淆。

3. 对心脏病患者应测脉搏1min，对有脉搏短绌的患者，应由2人同时分别测量脉搏与心率1min，以分数方式记录，即心率/脉率比值。

4. 除桡动脉以外，可测颞动脉、肱动脉、颈动脉、股动脉、腘动脉、足背动脉等。

5. 为偏瘫患者测量脉搏，应选择健侧肢体。

三、呼吸的测量

【目的】

1. 测量患者的呼吸频率。

2. 监测呼吸变化。

3. 协助诊断，为预防、治疗、康复和护理提供依据。

【方法及标准】

呼吸测量操作方法及评分标准：100分。

项　目	技术操作要求
操作准备 （10分）	1. 护士准备：衣帽整洁、洗手 2. 用物准备：记录本、笔、带秒针的表

续 表

项 目	技术操作要求
评估患者 (10分)	询问、了解患者的身体状况及一般情况。患者取舒适体位,情绪稳定,保持自然呼吸状态
操作要点 (70分)	1. 一般与测量脉搏同时进行,测量脉搏后,检查者手指仍放于原处,保持测量脉搏姿势,以分散患者的注意力 2. 观察患者胸部或腹部的起伏,一起一伏为1次呼吸 3. 计数30s,结果乘以2即得呼吸频率,并记录 4. 当患者呼吸微弱不易观察时,可用少许棉丝置于患者鼻孔前,观察棉花纤维被吹动的次数,计数1min
提问(10分)	目的、注意事项及相关理论知识

【注意事项】

1. 呼吸的频率会受到意识的影响,测量时不必告诉患者。
2. 如患者有紧张、剧烈运动、哭闹等,需稳定后测量。
3. 呼吸不规律的患者及婴儿应当测量1min。

四、血压的测量

【目的】

1. 测量、记录患者的血压,判断有无异常情况。
2. 监测血压变化,间接了解循环系统的功能状况。
3. 协助诊断,为预防、治疗、康复和护理提供依据。

【方法及标准】

血压测量操作方法及评分标准:100分。

项 目	技术操作要求
操作准备 (10分)	1. 护士准备:衣帽整洁、洗手 2. 用物准备:血压计、听诊器、记录本、笔 3. 患者准备:①使患者了解血压测量的目的、方法、注意事项及配合要点。②体位舒适,情绪稳定 4. 环境准备:温度适宜,光线充足,环境安静
评估患者 (10分)	1. 询问、了解患者的身体情况 2. 告诉患者测量血压的目的,取得患者的配合

项　目	技术操作要求
操作要点 （60分）	1. 检查血压计 2. 协助患者取坐位或卧位，保持血压计零点、肱动脉与心脏在同一水平 3. 驱尽袖带内空气，平整地缠于患者上臂中部，松紧以能放入一指为宜，下缘距肘窝 2～3cm 4. 打开汞槽开关，戴好听诊器，将听诊器胸件置于肱动脉搏动处并固定，向袖带内充气，至动脉搏动音消失，再加压使压力升高 20～30mmHg，放气，使汞柱以 4mmHg/s 的速度缓慢下降 5. 当从听诊器上听到第一次搏动，汞柱所指刻度为收缩压；继续放气，到搏动声突然变弱或消失，汞柱所指刻度为舒张压 6. 测量完毕，驱尽袖带内的空气，拧紧阀门，解开袖带。安置患者于舒适卧位，整理床单位 7. 将血压计盒右倾 45°，使汞回流槽内，关闭汞槽开关 8. 整理妥当后，将袖带放入血压计盒内的固定位置，关闭血压计并放回原处，协助患者穿好衣服，取舒适卧位 9. 将测量结果以分数式记录收缩压/舒张压在记录本上
指导患者 （10分）	1. 告知患者测血压时的注意事项 2. 根据患者实际情况，可以指导患者或其家属学会正确测量血压的方法
提问（10分）	目的、注意事项及相关理论知识

【注意事项】

1. 保持测量者视线与血压计刻度平行。

2. 长期观察血压的患者，做到"四定"：定时间、定部位、定体位、定血压计。

3. 按照要求选择合适袖带。

4. 若衣袖过紧或太多时，应当脱掉衣服，以免影响测量结果。

5. 充气不可过猛、过高,防止汞外溢;放气不可过快、过慢,以免读值误差。

6. 当动脉搏动音听不清或异常时,应分析排除外界因素,需重复测量时,应将袖带内气体驱尽,汞柱降至零点,稍等片刻后再测量。

7. 偏瘫患者测量健肢。

第五节 生活支持护理技术

一、铺备用床法

【目的】

保持病室清洁、整齐、美观;准备迎接新患者。

【方法及标准】

铺备用床操作方法及评分标准:100分。

项 目	技术操作要求
操作准备 (10分)	1. 护士准备:衣帽整洁,洗手,戴口罩,取下手表 2. 用物准备:床、床垫、床褥、大单、被套、棉被或毛毯、枕套、枕芯,按使用顺序叠好放于护理车上,床刷、床刷套(半湿) 3. 环境准备:病室内无患者进行治疗或进餐,清洁、通风
操作要点 (75分)	1. 推护理车至床边,移开床旁桌离床约20cm,移椅至床尾正中离床约15cm,将用物按使用顺序放于椅上 2. 自床头向床尾翻转床垫,放平、湿扫 3. 上缘齐床头,铺上床褥 4. 铺大单:取大单放在床褥上,正面向上,中缝和床的中线对齐,分别散开 5. 先铺床头,后铺床尾 6. 右手将床头的床垫托起,左手伸过床头中将大单塞于床垫下,距床头30cm处向上提起大单边缘,使其同床边垂直呈一等边三角形

第 1 章 基础护理操作

续 表

项　目	技术操作要求
操作要点 (75分)	7. 以床沿为界,将三角形分为两半,上半覆盖于床上,下半平整塞在床垫下,再将上半翻下,塞于床垫下 8. 沿床边拉紧大单,左手托起床垫,右手握大单,同法铺好床角 9. 沿床边拉紧大单中部边缘,然后双手掌心向上,呈扇形将大单塞于床垫下 10. 转至对侧同法铺大单 11. 套被套:将被套正面向外对齐中线平铺于床上,开口端的上层被套向上拉约1/3,将"S"形折叠的棉被放入被套开口处,拉棉被上边至被套封口处对齐,再将竖摺棉被逐层打开,对好两上角 12. 被上缘与床头平齐,至床尾逐层拉平系带 13. 铺成被筒,边缘向下和床沿平齐,尾端塞在床垫下 14. 转至对侧同法折叠另一侧盖被 15. 套枕套:于床尾将枕芯套上枕套,使四角充实,系好带,开口背门,平放床头 16. 将床旁桌、椅放回原处
综合评价 (15分)	1. 手法正确、动作轻巧,操作敏捷 2. 中线与床的中线对齐 3. 四角折叠整齐 4. 床铺平、整、紧 5. 时间:6min 6. 口述铺备用床的注意事项

【注意事项】

1. 在患者进食或做治疗时应暂停铺床。

2. 铺床前要检查床的各部件有无损坏,若有则应修好后再用。

3. 操作中应用节力的原理:铺床前应备齐用物,按使用顺序放置,铺床时,身体应靠近床边,上身保持直立,两腿前后分开稍屈膝,有助于扩大支持面,增加身体稳定性,既省力,又能适应不同方向操作,同时手和臂的动作要协调配合,尽量用连续动作,避免过多的抬起、放下、停止等动作,以节省体力消耗,缩短铺床时间。

4. 各层床单应铺平拉紧。铺床完毕应整理病床单位及周围环境,保持病室整齐划一。

二、为卧床患者更换床单法

【目的】

1. 为卧床患者更换床单、被套、枕套,使其舒适,并保持病室的整洁。

2. 便于观察患者,预防压疮。

【方法及标准】

为卧床患者更换床单操作方法及评分标准:100分。

项　目	技术操作要求
操作准备 (10分)	1. 护士准备:衣帽整洁,洗手,戴口罩,取下手表 2. 用物准备:清洁的大单、中单、橡胶中单、被套、枕套各1条,床刷、床刷套(半湿状布套)、污衣袋及便盆 3. 患者准备 4. 环境准备
评估患者 (10分)	1. 对清醒患者解释更换床单的目的、方法、配合要点,取得患者的合作 2. 评估患者身体状况:病情、意识状态、活动能力、语言沟通能力、配合能力等 3. 评估患者皮肤情况:查看皮肤是否完整,受压部位有无压红、水疱、破溃等 4. 患者及同病室的其他患者未进餐或未进行治疗等,酌情关闭门窗,必要时用屏风遮挡
操作要点 (60分)	1. 推护理车至患者床旁,放于床尾正中,距床尾20cm左右,移开床旁桌,距床20cm左右,移开床旁椅 2. 放平床头和膝下支架,按需要给予患者便盆 3. 松开床尾盖被,协助患者侧卧位,同时将枕头移向对侧,使患者背向护士

续 表

项　目	技术操作要求
操作要点 （60分）	4. 放下床档，一手托住患者的头部，一手将枕头拉向对侧，协助患者向对侧翻身侧卧 5. 安排妥当各种引流管及治疗措施，如患者身上有引流管及其他治疗措施时，应先从没有的一侧开始更换 6. 更换大单与中单：①松开近侧大单及中单；②将中单向床中线内卷至患者身下；③扫净橡皮中单后搭在患者身上；④将大单向床中线内卷至患者臀下，扫净床褥并拉平；⑤将清洁大单的中线与床的中线对齐，对侧一半塞入患者身下，近侧的半幅大单自床头、床尾、中间按顺序铺好，放平橡胶中单，铺上中单，一半塞于患者身下，近侧的半幅中单连同橡胶中单一起塞于床垫下铺好 7. 协助患者侧卧于铺好的一边，面向护士，并将枕头移至近侧 8. 护士转至对侧扫净橡胶单，搭于患者身上，污中单放于床尾。将污大单卷到床尾做成污衣袋并将污中单放入 9. 扫净床褥，同法铺大单、橡胶单和中单，协助患者躺卧舒适 10. 解开污被套系带，将棉被在污被套内竖摺三折后再S形折叠拉出放于床尾护理车上 11. 将清洁被套铺于污被套上，套入棉被 12. 对好上端两角，整理被头将清洁被套拉平对齐中线 13. 将盖被上缘压在枕下或请患者握住，撤出污被套，放入污衣袋内 14. 系带，铺成被筒，边缘与床沿平齐，尾端塞在垫下 15. 转至对侧同上法铺好盖被 16. 更换枕套，安置患者卧位舒适。感谢患者的配合 17. 移回床旁桌椅，整理用物，洗手，记录

续　表

项　目	技术操作要求
指导患者 （10分）	1. 告知患者更换床单过程中，如感觉不适应立刻向护士说明，防止发生意外 2. 告知患者被服一旦被尿液、粪便、伤口渗出液等污染，应及时通知护士更换
提问（10分）	目的、注意事项及相关理论知识

【注意事项】

1. 保证患者安全，体位舒适。必要时可使用床档，防止患者翻身时坠床。

2. 护士要注意节力，若患者配合操作应动作协调。

3. 随时观察并与患者交流，一旦发生病情变化，即停止操作。

三、协助患者移向床头法

【目的】

协助已滑向床尾而不能自己移动的患者移向床头，使患者舒适安全。

【方法及标准】

协助患者移向床头操作方法及评分标准：100分。

项　目		技术操作要求
操作要点 （90分）	1人操作法	1. 根据病情做好解释工作，取得患者或其家属的合作，视病情放平床头支架，将枕头横立于床头，避免撞伤患者 2. 患者仰卧屈膝，双手握住床头栏杆，双足蹬床面。护士用手稳住患者双足，同时在臀部提供助力，使其上移 3. 放回枕头，支起床头支架，整理床单位

续 表

项　目		技术操作要求
操作要点 (90分)	2人操作法	1. 视病情放平床头支架,将枕头横立于床头,避免撞伤患者 2. 护士2人分别站在床的两侧,交叉托住患者颈、肩及腰臀部,2人同时用力,协调地将患者抬起,移向床头;亦可2人同侧,1人托住患者颈、肩及腰部,另1人托住臀部及腘窝,同时抬起患者移向床头 3. 放回枕头,整理床单位。感谢患者的配合,视病情协助患者取舒适卧位
提问(10分)		目的、注意事项

【注意事项】

应注意节力,动作轻稳,使患者舒适安全。

四、协助患者翻身侧卧法

【目的】

1. 协助不能起床的患者更换卧位,增进舒适。
2. 减轻患者局部组织受压,防止压疮发生。
3. 减少并发症,如坠积性肺炎等。
4. 适应治疗护理的需要。

【方法及标准】

协助患者翻身侧卧操作方法及评分标准:100分。

项　目		技术操作要求
操作要点 (85分)	1人操作法	1. 根据患者病情做好解释工作,核对并评估患者后协助患者取仰卧位,两手放平于腹部,两腿屈曲 2. 先将患者两下肢移向护士一侧的床沿,再将患者肩部移向护士一侧的床沿

续 表

项　目		技术操作要求
操作要点 （85分）	1人 操作 法	3. 一手扶肩，一手扶膝，轻轻将患者推向对侧，使患者背向护士 4. 按侧卧位法，用枕头将患者背部和肢体垫好，使患者舒适、安全
	2人 操作 法	1. 根据患者病情做好解释工作，核对并评估患者后协助患者取仰卧位，两手放于腹部（对躁动患者应注意适当约束双手），两腿屈曲 2. 护士2人站在床的同一侧，1人托住患者颈、肩及腰部，另1人托住臀部和腘窝，2人同时抬起患者移向自己 3. 分别托住肩、腰、臀和膝部，轻推患者转向对侧 4. 按侧卧位法，用枕头将患者背部和肢体垫好，使患者舒适、安全。观察患者皮肤受压情况，并及时做相应的处理
提问（15分）		目的、注意事项及相关理论知识

【注意事项】

1. 协助患者翻身时，不可拖拉，以免擦伤皮肤。
2. 移动身体后，须用软枕垫好，以维持舒适位置。
3. 2人协助翻身时，注意动作协调、轻稳。
4. 根据病情及皮肤受压情况，确定翻身间隔时间，做好交接班。
5. 若患者身上置有多种导管，翻身时应先将导管安置妥当，翻身后检查各导管是否扭曲、受压，注意保持导管通畅，防止管道脱落。
6. 为手术后患者翻身时，应先检查敷料是否脱落，如脱落或分泌物浸湿敷料，应先换药再行翻身；颅脑手术后，头部翻转不可剧烈，以防引起脑疝，应卧于健侧或平卧位；颈椎或颅骨牵引的患者，翻身时不可放松牵引；石膏固定和伤口较大的患者，翻身后应将患处放于适当位置，防止受压。

五、协助患者由床上移至平车法

【目的】

运送不能下床的患者。

【方法及标准】

协助患者由床上移至平车操作方法及评分标准：100分。

项目	技术操作要求
操作准备 （5分）	1. 护士准备：衣帽整洁、洗手 2. 用物准备：平车上置布单和橡胶单包好的床垫和枕头、毛毯或棉被，需要时备大单
评估患者 （10分）	1. 了解患者病情、意识状态、肢体肌力、配合能力 2. 了解患者有无约束、各种管路情况；向清醒的患者解释操作目的，取得患者合作
操作要点 （70分）	1. 挪动法：适用于能在床上配合动作者。具体方法是：移开床旁桌、椅，松开盖被，帮助患者移向床边；平车与床平行并紧靠床边，将盖被平铺于平车上；护士抵住平车，帮助患者按上身、臀部、下肢的顺序向平车挪动（从平车移回床上时，先助患者移动下肢、臀部，再移动上身），为患者盖好被，使患者舒适 2. 1人法：适用于儿科患者或体重较轻的患者。具体方法是：将平车推至床尾，使平车头端与床尾成钝角，固定平车；松开盖被，协助患者穿衣；将盖被铺于平车上，患者移至床边；协助患者屈膝，一臂自患者腋下伸至肩部外侧，另一臂伸入患者大腿下；将患者双臂交叉于搬运者颈后，托起患者移步转身，将患者轻放于平车上，为患者盖好被 3. 2人法：适用于不能自行活动或体重较重者。具体方法是：将平车推至床尾，使平车头端与床尾成钝角，固定平车；松开盖被，协助患者穿衣，将盖被平铺于平车上；2人站于床同侧，将患者移至床边；1人一手托住患者颈肩部，另一手托住患者腰部，另1人一手托住患者臀部，另一手托住患者使患者身体稍向护士倾斜，2人同时合力抬起患者，移步转向平车，将患者轻放于平车上，为患者盖好被

续 表

项　目	技术操作要求
操作要点 （70分）	4.3人法：适用于不能自行活动或体重较重者。具体方法是：将平车推至床尾，使平车头端与床尾成钝角，固定平车；松开盖被，协助患者穿衣，将盖被平铺于平车上；3人站于床同侧，将患者移至床边；1人托住患者头、肩胛部，第2人托住患者背部、臀部，第3人托住患者腘窝、小腿部，3人同时抬起，使患者身体稍向护士倾斜，同时移步转向平车，将患者轻放于平车上，为患者盖好被 5.4人法：适用于病情危重或颈腰椎骨折患者。具体方法是：移开床旁桌、椅，推平车与床平行并紧靠床边；在患者腰、臀下铺中单；1人站于床头，托住患者头及颈肩部，第2人站于床尾，托住患者两腿，第3人和第4人分别站于床及平车两侧，紧握中单四角，4人合力同时抬起患者，轻放于平车上，为患者盖好被；患者从平车返回病床时，则反向移动 6."过床易"使用法：适用于不能自行活动的患者。具体方法是：移开床旁桌、椅，推平车与床平行并紧靠床边，平车与床的平面处于同一水平，固定平车；护士分别站于平车与床的两侧并抵住，站于床侧护士协助患者向床侧翻身，将"过床易"平放在患者身下3/1或4/1，向斜上方45°轻推患者；站于车侧护士，向斜上方45°轻拉协助患者移向平车，待患者上平车后，协助患者向车侧翻身，将"过床易"从患者身下取出
指导患者 （10分）	1. 告知患者操作的目的、方法，以取得配合 2. 告知患者配合移动时的注意事项
提问（5分）	目的、注意事项及相关理论知识

【注意事项】

1. 搬运患者时动作轻稳，协调一致，确保患者安全、舒适。
2. 尽量使患者靠近搬运者，已达到节力。
3. 将患者头部置于平车的大轮端，以减轻颠簸与不适。
4. 推车时车速适宜。护士站于患者头侧，以观察病情，下坡时应使患者头部在高处一端。

5. 对骨折患者,应在平车上垫木板,并固定好骨折部位再搬运。
6. 在搬运患者过程中保证输液和引流的通畅。

六、背部皮肤护理

【目的】

1. 促进血液循环,预防压疮等并发症的发生。
2. 减轻肌肉紧张,促进休息和睡眠。
3. 观察患者一般情况,满足其身心需要。

【方法及标准】

背部皮肤护理操作方法及评分标准:100分。

项　目	技术操作要求
操作准备 (10分)	1. 护士准备:衣帽整洁、洗手 2. 用物准备:大毛巾、毛巾(自备)、脸盆、温热水、一次性床刷、润肤用品、50%乙醇、必要时备屏风
评估患者 (10分)	操作前评估患者皮肤的颜色、温度、柔软度、厚度、弹性、完整性、感觉和清洁度
操作要点 (70分)	1. 将用物携至床旁,核对患者床号、姓名等,做好解释以取得合作。边操作边进行卫生指导 2. 关好门窗,屏风或隔帘遮挡患者,调节室温至22~26℃ 3. 将毛巾及热水(40~45℃)置于脸盆内,放到床旁桌上 4. 松开被尾,近侧大单、裤带,脱下近侧衣袖,协助患者俯卧位或侧卧位,大毛巾一半铺于患者身下,一半盖于患者上半身。用小毛巾依次擦净患者的颈部、肩部、背部及臀部 5. 用适量的润肤用品或50%乙醇均匀涂于背部及臀部,做按摩或叩击。按摩后用毛巾擦干背部 6. 用床刷刷净近侧床单,铺好 7. 转至对侧,更换衣裤,松开床单,刷净铺好 8. 整理床单位,协助患者恢复舒适卧位,感谢患者的合作

续　表

项　目	技术操作要求
指导患者 （5分）	告知患者皮肤的清洁与护理有助于维持皮肤的完整性，预防压疮及并发症的发生
提问（5分）	目的、注意事项

【注意事项】

1. 按摩由骶尾部开始旋转向上至双肩，再指捏沿脊椎两侧至骶尾部。

2. 按摩手法由轻到重，再由重到轻，力度适当，避免造成皮肤损伤。对体型瘦弱的患者不可使用叩击法。

3. 按摩时应注意患者的反应，骨突部尤其需要按摩。

4. 按摩时间一般为3～5min。

七、协助患者更衣法

【目的】

使患者清洁舒适，满足其身心需要。

【方法及标准】

协助患者更衣操作方法及评分标准：100分。

项　目	技术操作要求
操作准备 （10分）	1. 护士准备：衣帽整洁、洗手 2. 用物准备：患者的清洁衣裤
操作要点 （80分）	1. 携用物至患者床旁，核对患者床号、姓名等，向患者解释，取得合作，屏风或隔帘遮挡患者 2. 为患者脱下上衣，先脱近侧，后脱对侧。如肢体有伤口或疼痛，先脱健侧，后脱患侧 3. 取清洁上衣，先穿对侧，后穿近侧。如肢体有伤口或疼痛，先穿患侧，后穿健侧

续　表

项　目	技术操作要求
操作要点 （80分）	4. 更换裤子方法同更换上衣 5. 整理床单位，协助患者取舒适卧位，了解患者的感受，询问感觉有无不适。感谢患者的合作 6. 清理用物，洗手并做好记录
提问（10分）	目的、注意事项及相关理论知识

【注意事项】

1. 注意保暖，避免患者受凉。
2. 注意皮肤及患侧肢体情况。

八、协助患者进食法

【目的】

1. 创造和提供一个整洁、安静、舒适的进食环境。
2. 保证患者的营养摄入。

【方法及标准】

协助患者进食操作方法及评分标准：100分。

项　目	技术操作要求
操作准备 （10分）	1. 护士准备：衣帽整洁、洗手 2. 用物准备：冲洗壶、洗手盆、肥皂、毛巾及餐具，跨床餐桌
操作要点 （80分）	1. 督促并协助患者漱口，洗手 2. 协助患者取舒适半卧位，放置跨床餐桌并摆好餐具 3. 用餐巾或毛巾围于患者颌下胸前，以保持衣服及被褥清洁 4. 护士应判断准备的食物是否适合患者食用，协助配膳员核对并及时将饭、菜按床号姓名分送至床前

续　表

项　　目	技术操作要求
操作要点 （80 分）	5. 巡视、观察患者进餐，检查进食治疗饮食、试验饮食的反应，鼓励患者进食。①对不能自行进食者应耐心喂食，尽量满足患者的喜好和习惯。宜小口喂，每次以汤匙盛 1/3 满的食物，以便咀嚼和吞咽。速度要适中，温度要适宜，固态和液态食物应轮流喂食。②进流食者，可用吸管或小壶吸吮。③双目失明或双眼被遮盖的患者，喂食前应先告知食物的内容，以增加食欲，促进消化液的分泌；如患者要求自己进食，可设计时钟平面图安放食物，告知方向、食品名称，利于顺序摄取，如 6 时处放饭，12 时、3 时处放菜，9 时处放汤。④适时教育，用餐时，为增进患者食欲并促进消化，护士可与患者讨论一些有趣的话题，有目的、适宜地讲解有关饮食卫生方面的知识，提供饮食咨询。根据患者的口感在病情允许的情况下，通过营养师做适当调节 6. 用餐后，尽快取走餐具，协助患者洗手、漱口或口腔护理 7. 恢复舒适卧位，整理床单位 8. 根据需要做好记录
提问（10 分）	目的、注意事项及相关理论知识

【注意事项】

1. 保证食物温度适宜。

2. 喂食过程中，应掌握好量、速度，遇有呛咳应立即停止，防止误吸。

九、压疮的预防和护理

【目的】

掌握压疮的判断方法和护理措施，预防压疮的发生。

【方法及标准】

压疮的预防和护理操作方法及评分标准：100 分。

项　　目	技术操作要求
观察要点 (30分)	1. 根据患者不同的卧位观察骨突处和受压部位 2. 皮肤营养状况:皮肤弹性、颜色、温度、感觉 3. 受压皮肤状况:潮湿、压红,压红消退时间、水疱、破溃、感染 4. 活动能力:有无肢体活动障碍、意识状态 5. 全身状态:高热、消瘦或肥胖、昏迷或躁动、疼痛、年老体弱、大小便失禁,水肿等高危因素 6. 压疮判断:淤血红润期、炎症浸润期、溃疡期(Ⅰ度浅度溃疡期、Ⅱ度坏死溃疡期)
护理要点 (50分)	1. 评估患者:①患者营养状态;②局部皮肤状态;③压疮的危险因素 2. 减少局部受压:①对活动能力受限的患者,定时被动变换体位,每2小时1次;②受压皮肤在解除压力30min后,压红不消退者,应该缩短翻身时间;③长期卧床患者可以使用充气气垫床或采取局部减压措施;④骨突处皮肤使用透明贴或者减压贴保护;⑤躁动者有导致局部皮肤受伤的危险,可用透明贴膜予以局部保护 3. 皮肤保护:①温水擦洗皮肤,使皮肤清洁无汗液;②肛周涂保护膜,防止大便刺激;③对大小便失禁者及时清理,保持局部清洁干燥;感觉障碍者慎用热水袋或冰袋,防止烫伤或冻伤 4. 加强营养,根据患者情况,摄取高热量、高蛋白、高纤维素、高矿物质饮食,必要时,少食多餐 5. 压疮护理:①淤血红润期,防止局部继续受压;增加翻身次数;局部皮肤用透明贴或减压贴保护。②炎症浸润期,水胶体敷料(透明贴、溃疡贴)覆盖;有水疱者,先覆盖透明贴再用无菌注射器抽出水疱内的液体;避免局部继续受压;促进上皮组织修复。③溃疡期,有针对性地选择各种治疗护理措施,定时换药,清除坏死组织,增加营养的摄入,促进创面愈合
指导要点 (20分)	1. 教会患者及其家属预防压疮的措施 2. 指导患者加强营养,增加皮肤抵抗力和创面愈合能力 3. 指导功能障碍患者尽早开始功能锻炼 4. 帮助患者选择适当的措施,预防压疮,促进愈合

十、患者跌倒的预防

【目的】

防止跌倒的发生。

【方法及标准】

患者跌倒的预防操作方法及评分标准:100分。

项　目	技术操作要求
观察要点 (30分)	1. 掌握住院患者的基本情况:神志、自理能力、步态等 2. 了解患者的病理状况:用药、既往病史、目前疾病状况等 3. 评估环境因素:地面、各种标识、灯光照明、病房设施、患者衣着等
护理要点 (50分)	1. 评估患者:易致跌倒的因素 2. 定时巡视患者,严密观测患者的生命体征及病情变化,合理安排陪护 3. 遵医嘱按时给患者服药,告知患者服药后注意事项,密切观察用药反应 4. 加强与患者及其家属的交流沟通,关注患者的心理需求。给予必要的生活帮助和护理 5. 创造良好的病室安全环境:地面保持干净无水迹。走廊整洁、畅通、无障碍物、光线明亮 6. 呼叫器、便器等常用物品放在患者易取处 7. 对患者进行安全宣教
指导要点 (20分)	1. 将病床调至最低位置,并固定好床脚刹车,必要时加床档 2. 搬运患者时将平车固定,防止滑动,就位后拉好护栏 3. 患儿下床前先放下床档,切勿翻越

第六节　冷与热应用护理技术

一、冰袋、冰囊使用法

【目的】

降温,局部消肿,减轻充血和出血,抑制炎症扩散,减轻疼痛。

【方法及标准】

冰袋、冰囊使用操作方法及评分标准:100分。

项　　目	技术操作要求
操作准备 (10分)	1. 护士准备:衣帽整洁、洗手 2. 用物准备:冰袋或冰囊、布套、冰块适量、脸盆、木槌、帆布袋、冷水、冰匙、毛巾 3. 患者准备:①使患者了解冰袋使用的目的、方法、注意事项及配合要点。②使患者取舒适体位,知情并愿意合作 4. 环境准备:室温适宜,酌情关闭门窗,避免对流风直吹患者
评估患者 (10分)	1. 评估患者的身体状况;了解患者局部组织状态,皮肤情况 2. 向清醒患者解释,取得配合
操作要点 (60分)	1. 检查冰袋、冰囊有无破损,冰袋夹子能否夹紧 2. 将冰块放入帆布袋内,用木槌敲碎成小块,倒入脸盆后用水冲去棱角,以免损坏冰袋 3. 将冰块装入冰袋或冰囊内1/2~2/3满,排尽空气,夹紧袋口,擦干,倒提检查无漏水,然后套上布套 4. 携冰袋至床旁,核对患者床号、姓名,向患者或其家属解释,以取得合作 5. 将冰袋置于所需部位,高热降温时,冰袋置于前额、头顶部或体表大血管分布处,如颈部两侧、腋窝、腹股沟等处。观察局部皮肤情况,严格执行交接班制度 6. 根据不同目的掌握时间。用于治疗以不超过30min为宜;用于降温30min后需延长使用时间时,中间应间隔30~60min,且需每2小时更换冰袋1次,以防发生继发反应。随时观察效果与反应,一旦发现有局部皮肤发绀,麻木感,应立即停止使用冰袋,防止冻伤 7. 用毕,将袋内冰水倒空,倒挂晾干,存放阴凉处备用,布套洗净备用。整理好床单位,协助患者取舒适卧位,了解患者的感受,询问感觉有无不适 8. 记录患者用冰部位、时间、效果、反应等。降温后的体温记录在体温单上。测量体温时不宜测量腋下温度,以免影响测量的准确性

续 表

项　目	技术操作要求
指导患者 （10 分）	1. 告知患者冰袋、冰囊降温的目的及有关注意事项、高热期间保证摄入足够的水分 2. 告知患者在高热期间采取正确的通风散热方法，避免捂盖 3. 告知患者在软组织扭伤、挫伤 48h 内禁忌使用热疗
提问（10 分）	目的、注意事项及相关理论知识

【注意事项】

1. 随时检查冰袋、冰囊、化学制冷袋有无破损漏水现象，布套潮湿后应当立即更换。冰融化后应当立即更换。
2. 观察患者皮肤状况，严格交接班制度，如患者发生局部皮肤苍白、发绀或有麻木感时，应立即停止使用，防止冻伤发生。
3. 使用时间一般为 10～30min 或遵医嘱执行。
4. 冰袋压力不宜过大，以免影响血液循环。
5. 如用以降温，冰袋使用后 30min 需测体温，并做好记录。
6. 禁用部位为枕后、耳郭、心前区、腹部、阴囊及足底部位。

二、冰枕、冰帽使用法

【目的】

用于头部降温，防止脑水肿，并可降低脑细胞的代谢，减少其需氧量，提高脑细胞对缺氧的耐受性。

【方法及标准】

冰枕、冰帽使用操作方法及评分标准：100 分。

项　目	技术操作要求
操作准备 （10 分）	1. 护士准备：衣帽整洁、洗手 2. 用物准备：冰枕或冰帽、冰块适量、脸盆、木槌、冰槽、帆布袋、冷水、冰匙、小垫枕、不脱脂棉球 2 个、海绵垫 3 块、纱布数块、橡胶单及中单、布套、肛温计、凡士林油纱布

续　表

项　目	技术操作要求
评估患者 （10分）	1. 评估患者的身体状况；了解患者局部组织状态，皮肤情况 2. 向清醒患者解释，取得配合
操作要点 （60分）	1. 检查冰枕、冰帽有无破损 2. 将冰块装入帆布袋，用木槌敲碎成小块，倒入脸盆后用水冲去棱角。将冰块装入冰帽或冰槽内约2/3满，排尽空气，夹紧帽口，擦干倒提检查无漏水，然后套上布套 3. 携用物至床旁，核对患者床号、姓名，向患者或其家属解释，以取得合作 4. 去枕，铺橡胶单及中单于患者头下，将棉球塞于外耳道，凡士林油纱布遮盖双眼，将患者头部置于冰帽或冰槽内，将海绵垫垫于患者的两侧耳郭及枕侧颈部，将小垫枕置于患者肩下。以纱布或小毛巾保护耳部，防止冻伤。观察局部皮肤情况，严格执行交接班制度。观察并询问患者有无局部麻木潮湿的感觉，及时给予调整 5. 冰敷期间注意观察患者生命体征、局部皮肤情况、感觉等，每30分钟测体温1次，保持肛温在33℃左右。若长时间使用，需每2小时更换1次冰块，确保降温效果。冰敷时间依据患者病情而定 6. 使用结束，取下冰帽或冰槽，撤去塞耳棉球、遮眼凡士林油纱布，协助患者取舒适卧位，整理床单位 7. 冰帽处理同冰袋，冰槽将水倒空后清洁备用 8. 记录用冷部位、时间、效果、反应等；将每次测量的体温记录在特别护理记录单上
指导患者 （10分）	1. 告知清醒患者或其家属冰枕、冰帽降温的目的及有关注意事项 2. 告知患者在高热期间采取正确的通风散热方法，避免捂盖
提问（10分）	目的、注意事项及相关理论知识

【注意事项】

1. 注意随时观察冰枕、冰帽有无漏水，布套湿后应立即更换。

冰融化后,应及时更换。

2. 如患者发生局部皮肤苍白、发绀或有麻木感时,应立即停止使用,防止冻伤发生。

3. 如用以降温,冰帽使用30min后需测体温,并做好记录。如为防止脑水肿应对体温进行监测,体温维持在33℃,不能低于30℃。

三、冷湿敷法

【目的】

降温、止血、扭伤早期消肿与镇痛。

【方法及标准】

冷湿敷操作方法及评分标准:100分。

项 目	技术操作要求
操作准备 (10分)	1. 护士准备:衣帽整洁、洗手 2. 用物准备:脸盆(内放冰块和冷水)、敷布2块、弯盘、血管钳2把;小橡皮单及治疗巾各1块、毛巾、凡士林、纱布
评估患者 (10分)	1. 评估患者的身体状况;了解患者局部组织状态,皮肤情况 2. 向患者解释,取得患者配合
操作要点 (60分)	1. 核对医嘱,备齐用物 2. 将用物携至床旁,核对患者床号、姓名,向患者或其家属解释,以取得合作 3. 暴露患部,在冷敷部位下垫小橡皮单和治疗巾,冷敷部位涂凡士林,上盖一层纱布 4. 将敷布浸于冰水中浸透,用血管钳夹住敷布的两端拧至不滴水为止,抖开,敷于患处。高热患者降温敷于前额 5. 每3~5分钟更换1次敷布,持续时间15~20min 6. 用于高热患者降温时,应冷湿敷30min后测量体温,体温降至39℃以下时停用 7. 冷敷过程中,应观察局部皮肤情况及患者的反应,观察有无敷布移动及脱落 8. 冷湿敷结束用纱布擦净局部,整理床单位。协助患者取舒适卧位

续 表

项　目	技术操作要求
操作要点 (60分)	9. 分类处理用物,归还原处,洗手 10. 记录冷湿敷部位、时间、效果及反应;降温后体温应记录在体温单上
指导患者 (10分)	1. 告知患者冷湿敷降温的目的及有关注意事项 2. 告知患者在高热期间采取正确的通风散热方法,避免捂盖。告知患者在软组织扭伤、挫伤48h内禁忌使用热疗
提问(10分)	目的、注意事项及相关理论知识

【注意事项】

1. 冷敷前,局部应涂凡士林,保护皮肤。

2. 冷敷时注意观察局部皮肤的颜色及患者的主诉,以免发生冻伤。

3. 如冷敷部位为开放性伤口,须按无菌技术操作,冷敷后按外科换药法处理伤口。

四、温水/乙醇擦浴法

【目的】

1. 乙醇擦浴的目的是降温。

2. 温水擦浴的目的是为小儿、年老、身体衰弱的患者降温。

【方法及标准】

温水/乙醇擦浴操作方法及评分标准:100分。

项　目	技术操作要求
操作准备 (10分)	1. 护士准备:衣帽整洁、洗手 2. 用物准备:①乙醇擦浴,治疗盘内放治疗碗(内盛25%～35%乙醇100～200ml,温度27～37℃)、小毛巾2块、大毛巾、冰袋(套布套)、热水袋(套布套)、清洁衣裤、便器及屏风。②温水擦浴,脸盆内盛32～34℃温水至2/3满、小毛巾2块、大毛巾、冰袋(套布套)、热水袋(套布套)、清洁衣裤、便器及屏风

续　表

项　目	技术操作要求
评估患者 （10分）	1. 评估患者病情及身体状况 2. 向患者解释，取得患者配合
操作要点 （60分）	1. 核对医嘱，备齐用物 2. 将用物携至床旁，酌情关闭门窗或遮挡患者。核对患者床号、姓名，向患者或其家属解释，以取得合作 3. 协助患者取舒适卧位，松开床尾盖被，按需给予便器，置冰袋于患者头部，有助于降温并防止头部充血而致头痛；置热水袋于患者足底，促进下肢血管扩张，有利于散热，减轻头部充血，并使患者感觉舒适 4. 协助患者脱去近侧衣袖，松开腰带，露出一侧上肢，下垫大毛巾，将浸有乙醇的小毛巾拧至半干呈手套式缠在手上，以离心方向进行拍拭，2块小毛巾交替使用 5. 拍拭顺序为自颈部侧面沿上臂外侧拍拭至手背，再自侧胸经腋窝沿上臂内侧经肘窝至手掌心。擦拭毕，用大毛巾拭干皮肤。同法拍拭对侧，每侧各拍拭3min 6. 嘱患者侧卧，露出背部，下垫大毛巾。用同样的手法自颈下至背、臀部拍拭。再用大毛巾拭干，更换上衣 7. 协助患者脱去近侧裤子，露出一侧下肢，下垫大毛巾。拍拭顺序为自髂前上棘沿大腿外侧拍拭至足背；自腹股沟沿大腿内侧拍拭至内踝；自腰经大腿后侧，再经腘窝至足跟 8. 拍拭毕，用大毛巾拭干皮肤，盖好盖被。同法拍拭对侧，每侧下肢各拍拭3min，更换裤子，取出热水袋 9. 协助患者取舒适卧位，整理床单位，感谢患者的配合 10. 分类清理用物，洗手，记录擦浴时间、效果及反应 11. 擦浴30min后测体温，体温降至39℃以下时取出冰袋
指导患者 （10分）	1. 指导患者在高热期间采取正确的通风散热方法，避免捂盖 2. 告知患者温水/乙醇擦浴降温的目的及有关注意事项
提问（10分）	目的、注意事项及相关理论知识

【注意事项】

1. 乙醇温度应接近体温,避免过冷刺激。

2. 擦浴时,以拍拭方式进行,不用按摩方式。擦拭腋窝、肘窝、腹股沟、腘窝等血管丰富处,应适当延长时间,以利增加散热。

3. 禁擦拭后项、胸前区、腹部和足底等处,以免引起不良反应。

4. 擦浴过程中,应随时观察患者情况,如出现寒战、面色苍白、脉搏及呼吸异常时,应立即停止,并及时与医师联系。

5. 擦浴30min后测量体温并记录,如体温降至39℃以下,可取出头部冰袋。

6. 血液病患者及新生儿禁用乙醇擦浴。

五、降温毯使用法

【目的】

高热患者的降温。

【方法及标准】

降温毯使用操作方法及评分标准:100分。

项 目	技术操作要求
操作准备 (10分)	1. 护士准备:衣帽整洁、洗手 2. 用物准备:降温毯、稳压电源
评估患者 (10分)	1. 评估患者病情及身体状况 2. 向患者解释,取得患者配合
操作要点 (60分)	1. 将用物携至床旁,核对患者床号、姓名,向患者解释,以取得合作 2. 将储水槽内加满蒸馏水 3. 接通电源及传感器 4. 选择并调节降温毯预置温度 5. 接通电源,打开降温毯开关,进入工作状态 6. 检查降温毯工作状态正常后,将降温毯面上覆盖一中单及床垫,并置于患者身下 7. 关机时先关闭总电源开关,后拔下传感器插头 8. 撤下降温毯,按规定进行消毒

续 表

项　目	技术操作要求
操作要点 （60分）	9. 分类清理用物，洗手并记录，整理床单位，协助患者取舒适卧位。了解患者的感受，询问感觉有无不适
指导患者 （10分）	1. 告知患者降温毯降温的目的及有关注意事项 2. 告知患者在高热期间采取正确的通风散热方法，避免捂盖
提问（10分）	目的、注意事项及相关理论知识

【注意事项】

1. 开机30min后，应检查降温毯储水槽的水温是否在设定范围，并检查毯面温度。

2. 护士要经常观察降温毯工作情况，如出现报警或异常情况，应立即撤下降温毯。

3. 每班护士接班时，要检查患者背部皮肤情况，以防冻伤，必要时予以理疗，以改善局部血液循环。

4. 停用后清洁消毒降温毯。

六、热水袋使用法

【目的】

保暖，解除痉挛、缓解疼痛，促进浅表炎症消散和局限。

【温度】

2岁以上儿童或成年人：60～70℃；2岁以下幼儿和老年患者：48～50℃。

【方法及标准】

热水袋使用操作方法及评分标准：100分。

项　目	技术操作要求
操作准备 （10分）	1. 护士准备：衣帽整洁、洗手、戴口罩 2. 用物准备：治疗盘内放热水袋（套布套）、水罐内内盛热水、水温计、纱布、毛巾，必要时备大毛巾

项　目	技术操作要求
评估患者 (10分)	1. 评估患者年龄、病情、治疗情况 2. 评估患者局部皮肤情况,如颜色、温度、有无硬结、淤血及开放性伤口等
操作要点 (60分)	1. 核对医嘱,检查热水袋有无破损 2. 测量水温,调节至所需要的温度 3. 放平热水袋,打开塞子 4. 左手提热水袋口边缘,灌入热水,随灌随提高热水袋,使水不致溢出 5. 热水灌入热水袋1/2～2/3满,逐渐放平,排尽热水袋内气体,拧紧塞子 6. 擦干热水袋外面,倒提热水袋轻轻压挤,检查是否漏水。将热水袋装入布套中,系紧带子 7. 将用物携至床旁,核对患者床号、姓名,根据患者病情及用热部位向患者做适当解释,检查用热部位皮肤情况,热水袋外包毛巾置于患者所需部位(切忌不可直接接触患者的皮肤)。用热时间每次30min或遵医嘱执行 8. 使用过程中定时检查局部皮肤变化,发现异常停止使用 9. 热水用毕将水倒净,倒挂晾干后吹入空气,拧紧塞子,放阴凉干燥处备用 10. 热水袋布套洗净备用。整理床单位,协助患者取舒适卧位
指导患者 (10分)	1. 告知患者使用热水袋目的及有关注意事项 2. 告知患者软组织损伤或扭伤后,48h内禁用热水袋
提问(10分)	目的、注意事项及相关理论知识

【注意事项】

1. 护理人员应加强责任心,严格执行交接班制度,常检查热水袋温度及放置位置,要随时观察皮肤的改变。

2. 对婴幼儿、老年、瘫痪、昏迷及麻醉未清醒的患者,热水袋水温应调节在50℃以内,热水袋布套外包大毛巾。不可直接接触皮肤,以免烫伤。

3. 使用热水袋过程中,应定时检查局部皮肤,如发现皮肤潮红,应立即停止使用,并在局部涂凡士林,以保护皮肤,如需要持续使用热水袋,当水温降低后应及时更换热水。

4. 软组织损伤或扭伤后,48h 内禁用热水袋。

5. 严格执行交接班制度。

七、热湿敷法

【目的】

促进浅表炎症消散和局限,解痉,镇痛。

【方法及标准】

热湿敷操作方法及评分标准:100 分。

项　目	技术操作要求
操作准备 (10 分)	1. 护士准备:衣帽整洁、洗手、戴口罩 2. 用物准备:按医嘱备治疗药物。治疗盘内置小盆(内盛药物)、敷布 2 块、敷钳 2 把、凡士林、棉签、棉垫、塑料纸,另备小橡皮单、治疗巾、大毛巾、热水袋、水温计,必要时备热源
评估患者 (10 分)	1. 评估患者的身体状况;了解患者局部组织状态,皮肤情况 2. 向患者解释,取得患者配合
操作要点 (60 分)	1. 携用物至患者床旁,核对床号、姓名并做好解释工作,以取得患者的配合,必要时用屏风遮挡。请无关人员离开 2. 敷布放于药物盆内,水温一般为 50~60℃ 3. 暴露治疗部位,将橡胶单、治疗巾垫于热敷部位下面,局部涂凡士林,盖单层纱布,以保护皮肤。用敷钳拧干敷布至不滴水为止。抖开敷布以手腕部掌侧试温,如不烫手,将敷布折叠敷于局部,上置塑料纸,盖上棉垫,以维持温度 4. 每 3~5 分钟更换 1 次敷布,可用热源维持水温或及时更换盆内热水。一般热敷时间为 15~20min。热敷过程中,注意观察局部皮肤情况 5. 如患部不忌压,可将热水袋放置在敷布上以保温,再盖一大毛巾进行热湿敷,如患者感觉热可将敷垫一角揭开散热

续 表

项　目	技术操作要求
操作要点 (60分)	6. 热敷毕,揭开纱布擦去凡士林 7. 记录热敷部位、时间、效果、反应 8. 整理床单位,协助患者取舒适卧位,感谢患者的配合 9. 分类清理用物,洗手,记录热湿敷部位、时间、效果与反应
指导患者 (10分)	1. 告知患者使用热湿敷的目的及有关注意事项 2. 告知患者热湿敷后30min方能外出,以防感冒
提问(10分)	目的、注意事项及相关理论知识

【注意事项】

1. 注意观察局部皮肤的颜色,防止烫伤。

2. 若对伤口部位做湿热敷,应按无菌操作进行,热敷结束后,按换药法处理伤口。

3. 面部热湿敷者,敷后30min方能外出,以防感冒。

八、热水坐浴法

【目的】

减轻局部疼痛、水肿、炎症,使患者清洁、舒适。用于会阴、肛门、外生殖器疾病及盆腔充血、水肿、炎症及疼痛。

【方法及标准】

热水坐浴操作方法及评分标准:100分。

项　目	技术操作要求
操作准备 (10分)	1. 护士准备:衣帽整洁、洗手 2. 用物准备:坐浴椅、无菌或清洁坐浴盆、热水40～45℃、无菌纱布、水温计、毛巾、按医嘱准备药物
评估患者 (10分)	1. 评估患者的年龄、病情、治疗情况、意识状况、活动能力及合作程度等 2. 评估患者局部皮肤情况,有无感觉障碍等

续　表

项　目	技术操作要求
操作要点 (60分)	1. 药液置于浴盆内1/2满,水温40~45℃,浴盆置于坐浴椅上 2. 携用物至患者坐浴处,核对床号、姓名并做好解释工作,以取得患者的配合 3. 围帘或屏风遮挡 4. 嘱患者排大、小便 5. 协助患者将裤子脱至膝盖部 6. 协助患者坐浴,嘱患者先试水温,适应后方可坐入,将臀部全部泡入,随时询问患者的感觉 7. 随时检查水温及患者皮肤颜色,按需添加热水调节水温,保证坐浴治疗效果 8. 坐浴时间15~20min,完毕擦干臀部,协助患者穿好裤子 9. 坐浴部位如有伤口,应行换药 10. 协助患者回房,整理床单位 11. 分类清理用物,坐浴盆清洁、消毒,放回原处备用 12. 洗手,记录
指导患者 (10分)	1. 告知患者热水坐浴的目的及有关注意事项 2. 在坐浴过程中指导患者如有不适及时反映
提问(10分)	目的、注意事项及相关理论知识

【注意事项】

1. 在坐浴过程中,注意患者安全,随时观察患者面色和脉搏,如主诉乏力、头晕等,应立即停止坐浴,扶患者上床休息。

2. 如会阴和肛门部位有伤口,应备无菌浴盆和溶液,坐浴后换药。

3. 女患者月经期、妊娠后期、产后2周内、阴道出血和盆腔急性炎症均不宜坐浴,以免引起感染。

4. 热水坐浴前先排尿、排便。

第七节 给药技术

一、口服给药法

【目的】

按照医嘱正确为患者实施口服给药,并观察药物作用。协助诊断和预防疾病。

【方法及标准】

口服给药操作方法及评分标准:100分。

项　目	技术操作要求
操作准备 (10分)	1. 护士准备:衣帽整洁、洗手、戴口罩 2. 用物准备:药盘或发药车、服药本、小药卡、药杯、药匙、量杯、滴管、研钵、包药纸、饮水管、湿纱布、治疗巾、水壶(内盛温开水)、冷开水、弯盘(根据本病区用药情况,备齐所需药物和用物)
评估患者 (10分)	1. 询问、了解患者的身体状况、药物过敏史及药物使用情况 2. 观察患者口咽部是否有溃疡、糜烂等情况
操作要点 (60分)	1. 确认医嘱及服药单(本):患者床号、姓名、药名、剂量、服用时间等 2. 按服药单(本)填写小药卡,患者床号、姓名,核对无误后,按床号顺序将小药卡插入药盘内,放好药杯 3. 根据服药单(本)上患者床号、姓名、药名、浓度、剂量、时间、用法进行配药 4. 依据不同药物剂型采用相应的取药方法:①固体药片、胶囊应使用药匙取药;药粉或含片应用药袋包好;婴幼儿、鼻饲或上消化道出血患者所用药物,发药前需将药片研碎。②水剂药应用量杯取药,先将药液摇匀,左手持量杯,拇指置于所需刻度,使之与视线在同一水平,右手持药瓶,握于标签面,以免药液沾污瓶签;若同时服数种药液,应将药液分别倒入不同药杯内;药液不足1ml时用滴管吸取,以15滴为1ml计算

续 表

项　目	技术操作要求
操作要点 （60分）	5. 配药完毕，经2人核对无误后，用治疗巾遮盖药盘或关上药盘，将其他物品归放原处 6. 发药前准备：按规定时间发药，洗手，携带服药本，备温开水，送药至患者床前，核对患者床号、姓名、药物等无误，并呼唤患者的姓名再发药 7. 发药时告知患者药物名称、基本药理作用及注意事项，协助患者取舒适体位 8. 倒温开水或使用吸水管，协助患者服药，确认服下后，协助患者取舒适的体位，整理床单位。鼻饲者将研碎的药物，用水溶解，从胃管注入，再用少量（20ml）温开水冲净胃管，确保药液进入胃内。危重患者与不能自行服药者应喂服。若患者不在病房或因故不能服药者，暂不发药，并做好交接班 9. 服药后，收回药杯，查对。先浸泡消毒，然后冲洗、擦干，再消毒备用。如为油类药杯，应先去除油污，再做上述处理。一次性药杯经集中消毒后统一销毁。同时清洁药盘 10. 注意观察患者服药后效果及不良反应，洗手，必要时做记录
指导患者 （10分）	1. 告知患者所服药物的名称、服用方法 2. 告知患者特殊药物服用的注意事项
提问（10分）	目的、注意事项及相关理论知识

【注意事项】

1. 严格执行查对制度。

2. 掌握患者所服药物的药理作用、不良反应及某些药物服用的特殊要求。

3. 对服用强心苷类药物的患者，服药前应当先测脉搏、心率、注意其心律变化，如脉率低于60次/分或心律失常时，不可以服用。

二、皮内注射法

【目的】

用于过敏试验、预防接种及局部麻醉的前驱步骤。

【方法及标准】

皮内注射操作方法及评分标准:100分。

项　目	技术操作要求
操作准备 (10分)	1. 护士准备:衣帽整洁、洗手,戴口罩 2. 用物准备:基础消毒盘、1ml注射器1个、4~5号针头,按医嘱备好药液放无菌盘内
评估患者 (10分)	1. 询问、了解患者的身体状况,向患者解释,取得患者配合 2. 询问患者药物过敏史,观察患者局部皮肤状况
操作要点 (60分)	1. 核对医嘱,做好准备 2. 携用物至床旁,核对患者床号、姓名、药物等,协助患者取舒适体位 3. 做过敏试验者询问有无过敏史 4. 选择注射部位,预防接种在上臂三角肌下缘,过敏试验在前臂掌侧下1/3处,局部麻醉则选择麻醉处 5. 以75%乙醇消毒皮肤,面积5cm×5cm,待干。核对药物,驱尽注射器内气体 6. 左手绷紧注射部位皮肤,右手持注射器,针头斜面向上与皮肤成5°刺入皮内。待针尖斜面全部进入皮内后以左手拇指固定针栓,右手推注药液0.1ml可见圆形隆起的皮丘,皮肤变白并显露毛孔 7. 注射完毕拔出针头,切勿按压,将注射器弃于弯盘内,开始计时 8. 操作后再次进行查对 9. 对做皮试的患者,按规定时间由2名护士观察结果
指导患者 (10分)	向患者解释操作目的及配合、注意事项
提问(10分)	目的、注意事项及相关理论知识

【注意事项】

1. 勿用碘酊消毒皮肤,嘱患者勿揉擦、覆盖注射部位,以免影响结果的观察。

2. 如患者对皮试药物有过敏史,禁止做皮试。

3. 皮试药液要现用现配,剂量要准确,并备肾上腺素等抢救药品及物品。

4. 皮试结果阳性时,应告知医师、患者及其家属,并给予注明。

附:各种皮试液的配制

(一)青霉素过敏试验法

【目的】

测试机体对抗原物质的敏感性,鉴别青霉素过敏者。

【方法及标准】

青霉素过敏试验操作方法及评分标准:100分。

项 目	技术操作要求
操作准备 (10分)	1. 护士准备:衣帽整洁、洗手,戴口罩 2. 用物准备:治疗盘、2%碘酊、75%乙醇、无菌棉签、一次性注射器1ml、5ml各2个、弯盘、砂轮、无菌巾或无菌纱布、启瓶器、注射卡、生理盐水、青霉素160万U 1支、0.1%肾上腺素1支
评估患者 (10分)	1. 询问、了解患者的身体状况,向患者解释,取得患者配合 2. 询问患者药物过敏史,观察患者局部皮肤状况
操作要点 (60分)	在治疗室内 1. 备无菌巾或无菌纱布 2. 取药品并查对 3. 用纱布擦去药瓶上的浮土 4. 去除铝盖中心部分,用2%碘酊棉签消毒瓶塞,检查一次性注射器,用75%乙醇棉签脱碘2次 5. 打开5ml注射器,抽吸生理盐水3.2ml溶解青霉素(每毫升内含50万U青霉素)

续 表

项　目	技术操作要求
操作要点 （60分）	6. 用1ml注射器：①抽吸青霉素溶液0.1ml加生理盐水至1ml混匀（5万U/ml）；②取0.1ml加生理盐水至1ml，混匀（浓度为5000U/ml）；③取0.1ml加生理盐水至1ml混匀（浓度为500U/ml）将配制好的皮试液放入治疗盘的无菌巾或无菌纱布内，并填好标记（药名、时间） 7. 治疗盘内放皮试液、2%碘酊、75%乙醇、无菌棉签、弯盘、0.1%肾上腺素、一次性注射器、砂轮、注射卡 病床旁 1. 将用物携至患者床旁，认真查对并评估患者，询问有无药物过敏史，做好解释消除紧张心理 2. 选择部位：前臂掌侧下1/3处，用75%乙醇无菌棉签消毒皮肤待干，取青霉素皮试液，做注射前查对 3. 左手绷紧皮肤，右手持注射器，使针头斜面向上与皮肤成5°迅速刺入皮内，放平注射器，左手拇指固定针栓，右手推注药液0.1ml，使局部隆起呈半球状皮丘、变白并显露毛孔 4. 注射完毕，迅速拔针，切勿按压针眼。再次核对，记录时间。可以用定时表定时20min。协助患者取舒适卧位 5. 告知患者有关事项，分类清理用物，洗手。20min后判断结果，由2名护士观察结果并记录签名 6. 结果判断：①阴性，皮丘无改变，周围无红肿，无自觉症状；②阳性，局部皮丘隆起，出现红晕硬块，直径＞1cm，或周围出现伪足、痒感。严重时可有头晕、心慌、恶心，甚至发生过敏性休克
指导患者 （10分）	1. 向患者解释操作目的及注意事项 2. 嘱患者勿按揉皮试部位
提问（10分）	目的、注意事项及相关理论知识

【注意事项】

1. 勿用碘酊消毒皮肤,嘱患者勿揉擦、覆盖注射部位,以免影响结果的观察。

2. 药液要现配现用,剂量要准确。

3. 做皮试前必须询问有无过敏史,有过敏史者不可做试验。

4. 出现可疑阳性时,可在对侧前臂做生理盐水对照试验。

5. 患者停药 3d 以上或青霉素改换批号均需重新做过敏试验。

6. 长效青霉素在每次注射前均应做皮试。

7. 一旦发现过敏性休克者,应立即就地抢救。处理原则是迅速及时、分秒必争、就地抢救。①立即平卧,就地抢救,迅速报告医师。②立即皮下注射 0.1％肾上腺素 0.5～1ml,小儿酌减。如症状不缓解,每隔 30min 再行皮下注射或静脉注射,也可气管内滴入,可重复使用,直至患者脱离危险期。③给予氧气吸入,改善患者缺氧情况。如发生心搏、呼吸停止,立即行心肺复苏。呼吸受抑制时,应立即行口对口人工呼吸,并肌内注射尼可刹米或洛贝林等呼吸兴奋药。喉头水肿影响呼吸时,应立即准备气管插管或配合施行气管切开。④根据医嘱给予激素、升压药等。⑤密切观察病情,准确、及时记录呼吸、脉搏、血压、神志和尿量等变化,不断评估治疗与护理的效果,为进一步处置提供依据。

(二)链霉素过敏试验法

【目的】

同青霉素皮试。

【方法及标准】

链霉素过敏试验操作方法及评分标准:100 分。

项　目	技术操作要求
操作准备 (10 分)	1. 护士准备:衣帽整洁、洗手、戴口罩 2. 用物准备:100 万 U 链霉素 1 瓶、葡萄糖酸钙或氯化钙,其他同青霉素皮试

续 表

项 目	技术操作要求
评估患者 (10分)	同青霉素皮试
操作要点 (60分)	在治疗室内 1~4 同青霉素皮试 5. 打开5ml注射器,抽吸生理盐水3.5ml溶解链霉素(每毫升含25万U链霉素) 6. 用1ml注射器:①抽吸0.1ml链霉素至1ml(2.5万U/ml);②取0.1ml加生理盐水至1ml(2500U/ml),将配置好的皮试液放入治疗盘的无菌巾或无菌纱布内,并填好标记(药名、时间) 7. 治疗盘内放皮试液、2%碘酊、75%乙醇、无菌棉签、弯盘、葡萄糖酸钙、一次性注射器、砂轮、注射卡 病床旁 1. 将用物携至患者床旁,认真查对并评估患者,询问有无药物过敏史,做好解释消除紧张心理 2. 选择部位:前臂掌侧下1/3处,用75%乙醇无菌棉签消毒皮肤待干,取链霉素皮试液,做注射前查对 3. 左手绷紧皮肤,右手持注射器,使针头斜面向上与皮肤成5°迅速刺入皮内,放平注射器,左手拇指固定针栓,右手推注药液0.1ml,使局部隆起呈半球状皮丘,皮肤变白并显露毛孔 4. 注射完毕,迅速拔针,切勿按压针眼,再次核对,记录时间,可以用定时表定时20min。协助患者取舒适卧位 5. 告知患者有关事项,分类清理用物,洗手。20min后由2名护士判断结果并记录签名 6. 结果判断同青霉素皮试
指导患者 (10分)	同青霉素皮试
提问(10分)	目的、注意事项及相关理论知识

【注意事项】

一旦发生过敏反应,可静脉注射葡萄糖酸钙或氯化钙进行治疗。其他同青霉素皮试。

(三) 头孢菌素过敏试验药液配制及试验方法

以头孢菌素 1 瓶含 0.5g 为例配制如下。

1. 注入 2ml 生理盐水溶解头孢菌素,摇匀,每毫升含头孢菌素 250mg。

2. 取上液 0.2ml 加生理盐水至 1ml,摇匀,每毫升含头孢菌素 50mg。

3. 取上液 0.1ml 加生理盐水至 1ml,摇匀,每毫升含头孢菌素 5mg。

4. 取上液 0.1ml 加生理盐水至 1ml,摇匀,每毫升含头孢菌素 0.5mg。

按皮内注射法要求,在患者前臂掌侧下 1/3 处注入头孢菌素试验液 0.05～0.1ml,20min 后观察结果并记录。

余同青霉素。

(四) 破伤风抗毒素过敏试验药液配制及试验方法

皮试液的剂量以每毫升含 150U 的破伤风抗毒素生理盐水溶液为标准。

1. **配制方法** 以破伤风抗毒素 1 支含 1500U 为例

取其 0.1ml,加生理盐水至 1ml,摇匀,则每毫升含 150U。

按皮内注射法要求,在前臂掌侧下 1/3 处注入破伤风抗毒素过敏(TAT)试验药液 0.1ml(含 15U),20min 后观察结果并记录。

2. **结果判断**

阴性:局部皮丘无改变,无自觉症状。

阳性:局部皮丘红肿,硬结直径>1.5cm,红晕直径>4cm,有时出现伪足、痒感。全身过敏反应、血清病型反应同青霉素过敏反应。

皮试结果不能确定时,可做对照试验。试验结果为阳性者,须做脱敏注射。

3. **脱敏注射** 脱敏注射,即为过敏者采取少量多次注射的方法。具体步骤见下表。

次数	抗毒血清(ml)	生理盐水(ml)	注射方法
1	0.1	0.9	肌内
2	0.2	0.8	肌内
3	0.3	0.7	肌内
4	余量	稀释至1ml	肌内

脱敏注射时,每隔20min注射1次,要求每次注射后均需密切观察患者反应,如发现全身反应,如气促、发绀、荨麻疹及过敏性休克时,应立即停止注射,迅速对症处理,方法同青霉素过敏的抢救方法;如反应轻微,待症状消退后,酌情将注射的次数增加,剂量减少,以顺利注入所需量。

(五)普鲁卡因过敏试验药液配制及试验方法

取0.25%普鲁卡因液0.1ml做皮内注射,20min后观察结果并记录。

余同青霉素。

(六)碘过敏试验

1. 常用碘过敏试验方法

(1)皮肤过敏试验:按皮内注射法要求,在在患者前臂掌侧下1/3处注入碘造影药0.1ml,20min后观察结果。

(2)口服给药法:按口服给药法要求,嘱患者口服5%~10%碘化钾液5ml,3次/日,共3d,观察结果。

(3)静脉注射法:按静脉注射法要求,注入30%泛影葡胺1ml,5~10min后观察结果,在静脉注射碘造影药前,须先做皮肤过敏试验,结果为阴性方可注射碘造影药。

2. 结果判断

(1)皮肤过敏试验:局部有红肿硬块,直径>1cm者为阳性。

(2)口服给药法:患者有口麻、头晕、恶心、呕吐、心慌、荨麻疹等症状为阳性。

（3）静脉注射法：患者有呼吸、脉搏、血压及面色等改变为阳性。

三、皮下注射法

【目的】

1. 用于不宜口服，且需在一定时间内发挥药效的药物，如胰岛素、肾上腺素等药物的注射。适合小剂量及刺激性弱的药物注射。
2. 预防接种，如各种菌苗、疫苗的预防接种。
3. 局部麻醉。

【方法及标准】

皮下注射操作方法及评分标准：100分。

项　目	技术操作要求
操作准备 （10分）	1. 护士准备：衣帽整洁、洗手、戴口罩 2. 用物准备：治疗盘内放2%碘酊、75%乙醇（或安尔碘）、无菌棉签、一次性1～2ml注射器及5～6号针头、砂轮、启瓶器、弯盘、无菌治疗巾或无菌垫、注射药物、注射卡
评估患者 （10分）	1. 评估患者病情、治疗情况、用药史及药物过敏史 2. 向患者及其家属解释皮下注射的目的、配合要点及药物名称、基本作用等，取得患者的合作 3. 评估注射部位皮肤情况：有无感染、硬结、瘢痕等
操作要点 （60分）	1. 核对医嘱及注射卡：患者床号、姓名、药名、剂量、时间等 2. 在治疗盘内放无菌巾或无菌垫 3. 准备药液：按三查七对原则查对药物及有效期；按无菌技术原则消毒、抽吸药液后，排尽注射器内空气，置于无菌巾或无菌垫内 4. 携用物至患者床旁，核对患者床号、姓名、药物等，协助患者取舒适体位 5. 选择注射部位：上臂三角肌下缘、上臂外侧、大腿前侧外侧、下腹部组织及肩胛下方

续 表

项　目	技术操作要求
操作要点 （60分）	6. 常规消毒注射部位皮肤，面积 5cm×5cm，待干 7. 再次进行查对，排尽注射器内空气 8. 嘱患者放松，左手绷紧注射部位皮肤，右手持注射器，以示指固定针拴，针头斜面向上与皮肤成 30°～40°迅速刺入针头的 1/2～2/3，固定针拴，松开绷紧皮肤的手，抽吸活塞，查无回血后缓慢推注药液 9. 注射完毕，以棉签轻压针刺处，快速拔针，按压片刻，勿按揉 10. 操作后再次进行查对 11. 整理床单位，协助患者取舒适体位，感谢患者的配合 12. 分类清理用物，洗手，记录 13. 观察患者用药反应
指导患者 （10分）	1. 向患者解释操作目的及配合、注意事项 2. 皮下注射胰岛素时，告知患者注射后 15min 开始进食，以免因注射时间过长而造成患者低血糖
提问(10分)	目的、注意事项及相关理论知识

【注意事项】

1. 刺激性过强的药物不宜做皮下注射。

2. 选择注射部位时应当避开炎症、破溃或者有肿块的部位。

3. 注射药液不足 1ml 时，应选择 1ml 注射器抽吸药液，以保证计量准确。

4. 经常注射者应每次更换注射部位。

5. 进针角度不宜超过 45°，体型过瘦者捏起注射部位并减小进针角度。

四、肌内注射法

【目的】

1. 用于不宜或不能口服或静脉注射的药物，且要求比皮下注射更迅速发挥药效时采用。

2. 药物刺激性强或药量较大，不适于肌内注射。

【方法及标准】

肌内注射操作方法及评分标准：100分。

项　　目	技术操作要求
操作准备 （10分）	1. 护士准备：衣帽整洁、洗手、戴口罩 2. 用物准备：治疗盘内放置：2～5ml一次性注射器、2%碘酊、75%乙醇（或安尔碘）、无菌棉签、砂轮、起瓶器、弯盘、无菌治疗巾或无菌垫、注射药物、注射卡
评估患者 （10分）	1. 询问、了解患者的身体状况，是否为过敏体质，特殊药物应当询问过敏史 2. 向患者及其家属解释肌内注射的目的、方法、配合要点及药物名称和基本药理作用，取得患者合作 3. 评估注射部位皮肤情况：有无感染、硬结、瘢痕等
操作要点 （60分）	1. 核对医嘱及注射卡：患者床号、姓名、药名、剂量、时间等 2. 在治疗盘内放无菌巾或无菌垫 3. 将安瓿尖端药液弹下，用乙醇无菌棉签消毒安瓿颈部及砂轮，在安瓿颈部用砂轮划一锯痕，再次消毒，折断安瓿 4. 取一次性注射器及针头，并衔接紧密，用正确方法抽吸药液，抽毕排气，放于治疗巾内或无菌垫内 5. 携用物至患者床旁，核对患者床号、姓名、药物等，为患者进行遮挡。向患者及其家属做好解释 6. 选择注射部位：臀大肌、臀中肌、臀小肌、股外侧肌、上臂三角肌 7. 协助患者取合适体位，如臀大肌注射取侧卧位，上腿伸直，下腿稍弯曲，也可取俯卧位，足尖相对，足跟分开暴露注射部位，使肌肉放松 8. 常规消毒注射部位皮肤，面积5cm×5cm，待干 9. 做注射前的查对，排尽注射器内空气 10. 嘱患者放松，左手拇指与示指绷紧皮肤，小指与环指处夹一干无菌棉签

项　目	技术操作要求
操作要点 （60分）	11. 右手持注射器，以中指固定针栓，垂直快速刺入，进针深度为针梗长度的 2/3（体型消瘦者及小儿酌减） 12. 松开左手，抽动活塞，右手固定针头，如无回血，匀速缓慢注入药液；可在推药过程中与患者交谈，分散其注意力，减轻疼痛 13. 注射完毕，左手用干无菌棉签按压针眼处，右手快速拔针，再按压进针点至不出血。做注射后查对 14. 协助患者取舒适卧位、穿好裤子、盖好盖被，整理床单位，感谢患者的配合 15. 分类清理用物，操作后洗手并记录
指导患者 （10分）	1. 告知患者注射时勿紧张，肌肉放松，使药液顺利进入肌组织，利于药液的吸收 2. 告知患者所注射的药物及注意事项
提问（10分）	目的、注意事项及相关理论知识

【注意事项】

1. 需要两种药物同时注射时，应注意配伍禁忌；同时注射多种药物时，应先注射刺激性较弱的药液，后注射刺激性强的药液。

2. 选择合适的注射部位，避免刺伤神经和血管，无回血时方可注射。

3. 注射部位应当避开炎症、硬结、瘢痕等部位。

4. 对经常注射的患者，应当更换注射部位，并用细长针头，以减少硬结发生。

5. 注射时切勿将针梗全部刺入，以防针梗从根部折断。

6. 2岁以下婴儿不宜选用臀大肌肌内注射，最好选择臀中肌和臀小肌注射，以免损伤坐骨神经。

五、静脉注射法

【目的】

1. 不宜口服及肌内注射的药物,通过静脉注射迅速发挥药效。
2. 通过静脉注入用于诊断性检查的药物。
3. 静脉营养治疗。
4. 药物因浓度高、刺激性大、量多而不宜采取其他注射方法的。

【方法及标准】

静脉注射操作方法及评分标准:100分。

项 目	技术操作要求
操作准备 (10分)	1. 护士准备:衣帽整洁,洗手,戴口罩 2. 用物准备:治疗盘内放 2%碘酊、75%乙醇(或安尔碘),无菌棉签,纱布块,型号合适的一次性注射器,所需的药液,砂轮,止血带,小枕,弯盘
评估患者 (10分)	1. 询问、了解患者的身体状况,向患者解释,取得患者的配合 2. 评估患者穿刺部位皮肤、静脉充盈度及管壁弹性
操作要点 (60分)	1. 核对注射单与医嘱,按医嘱准备药液,并严格查对 2. 将安瓿尖端的药液弹至体部,用75%乙醇棉签消毒安瓿颈部及砂轮后,在安瓿颈部划一锯痕,重新消毒,拭去细屑,折断安瓿 3. 打开一次性注射器,将针头斜面与注射器刻度对准按紧 4. 将针头斜面向下放入安瓿内的液面下,抽动活塞,进行吸药。吸毕放妥 5. 携用物至患者床旁,核对床号、姓名、药名等,并做好解释 6. 协助患者取舒适卧位,显露注射部位,在穿刺部位下垫小枕 7. 在穿刺部位上方约6cm处扎紧止血带,嘱患者握拳 8. 2%碘酊消毒皮肤,待干后,以75%乙醇脱碘,消毒范围直径>5cm 9. 再次核对、排尽注射器内空气

续 表

项　目	技术操作要求
操作要点 （60分）	10. 左手拇指绷紧静脉下端皮肤，针头斜面向上与皮肤成15°～30°自静脉上方或侧方刺入皮下，再沿静脉方向潜行刺入静脉。见回血，再进针少许。松开止血带，嘱患者松拳，固定针栓，如为头皮针，应用胶布固定针柄，缓慢注入药液。操作过程中密切观察患者，询问患者的感觉，及时沟通转移患者注意力，尽量减轻患者的痛苦 11. 注射毕，将无菌棉签置于穿刺点上方，迅速拔针，按压片刻或嘱患者屈肘至不出血为止 12. 再次核对床号、姓名，观察用药后反应 13. 整理床单位，助患者躺卧舒适，感谢患者的配合 14. 分类清理用物，初步消毒处理、洗手、记录
指导患者 （10分）	1. 向患者解释注射的目的及注意事项 2. 告知患者可能发生的反应，如有不适及时告诉医护人员
提问（10分）	目的、注意事项及相关理论知识

【注意事项】

1. 对需要长期静脉给药的患者，应当保护血管，由远心端至近心端选择血管穿刺。

2. 根据病情及药物性质掌握注药速度，并随时观察患者的反应。

3. 静脉注射有强烈刺激性的药物时，需要确认针头在血管内方可推药，以免药液外渗而发生组织坏死。

4. 静脉注射常见失败原因：①针尖斜面没有全部进入血管，部分药液溢出至皮下，抽吸可见回血，但注药时局部有隆起并有痛感；②针头刺破静脉对侧管壁，部分药液溢至深层组织，抽吸有回血，无局部隆起，但注药时患者有痛感；③针头穿破静脉壁进入深层组织，抽吸无回血，注入药液局部无隆起，患者有痛感。3种失败原因中任意1种情况发生，均应立即拔针，以无菌棉签或棉球压迫止血，选择血管重新穿刺。

六、密闭式静脉输液法

【目的】

1. 补充水分及电解质，预防和纠正水、电解质及酸碱平衡紊乱。常用于腹泻、剧烈呕吐等引起的脱水、酸碱平衡紊乱的患者。

2. 补充营养，供给热能，促进组织修复。常用于大手术后、慢性消耗性疾病、昏迷、口腔疾病等不能经口进食及胃肠道吸收障碍的患者。

3. 补充血容量，维持血压，改善微循环。常用于严重烧伤、大出血、休克等患者。

4. 输入药物，治疗疾病。常用于中毒、各种感染、脑及组织水肿，以及各种需经静脉输入药物治疗的患者。

【方法及标准】

密闭式静脉输液操作方法及评分标准：100 分。

项　目	技术操作要求
操作准备 （10 分）	1. 护士准备：衣帽整洁、洗手、戴口罩 2. 用物准备：治疗盘内放 2％碘酊、75％乙醇（或安尔碘），一次性输液器 2 个、无菌棉签、纱布、弯盘、启瓶器、瓶套、胶布或输液贴、止血带、垫巾，加药用注射器及针头，输液卡、笔，必要时备夹板、绷带。按医嘱备药物及液体
评估患者 （10 分）	1. 询问、了解患者的身体状况，向患者解释，取得患者的配合 2. 评估患者穿刺部位皮肤及血管状况：皮肤完整性、有无水肿、瘢痕等，了解静脉充盈度、管壁弹性，有无静脉炎等
操作要点 （60 分）	1. 核对医嘱，检查药名、浓度、剂量及有效期等，用纱布擦去药瓶上的浮土，检查瓶口有无松动，瓶身有无裂痕；将瓶倒置，检查药液是否浑浊、沉淀或絮状物。套上瓶套，开启药瓶中心部分，常规消毒瓶口，根据医嘱按无菌操作原则加药并在药瓶或袋上注明 2. 携用物至患者床旁，核对床号、姓名、药物等，向患者解释输液的目的及液体输注过程中应注意的事项，以取得合作；协助患者排尿

续 表

项 目	技术操作要求
操作要点 （60分）	3. 协助患者取舒适卧位，选择穿刺部位，铺垫巾，放好止血带 4. 用碘酊消毒瓶塞，检查输液器的有效期、有无破损、漏气等，用乙醇脱碘 2 次 5. 打开输液器，将输液管及排气针头插入瓶塞至针头根部，关紧调节器；再次查对所用药液无误后，将输液瓶倒挂于输液架上 6. 排气：一手持输液管，另一手横持茂菲滴管，待液体流入茂菲滴管至 1/2～2/3 满时将茂菲滴管放下，待液体通过滤过器后立即关闭调节器（第一次排气不可将药液排出）；将针柄挂在茂菲滴管上 7. 以进针点为中心，用 2% 碘酊消毒穿刺部位皮肤，消毒范围直径>5cm，待干，备胶布或输液贴，扎止血带，用乙醇脱碘 2 次，再次查对 8. 再次排气（排液入弯盘），关闭调节器，取下护针帽，进行静脉穿刺，见回血后将针头再沿静脉进针少许，先固定针柄，然后松开止血带，打开调节器，见液体滴入通畅后，再固定针头与针头附近输液管，取下垫巾和止血带，将输液肢体放置舒适，必要时用夹板固定 9. 调节输液速度，一般成年人每分钟 40～60 滴，儿童每分钟 20～40 滴 10. 进行操作后查对，并在输液卡上记录输液时间、签全名 11. 整理床单位，放置呼叫器开关于患者伸手可及处。告知患者输液中的注意事项 12. 分类清理用物，洗手后做记录、签名等 13. 输液过程中加强巡视，观察患者有无输液反应，输液部位血管、皮肤情况，及时处理输液故障 14. 需要更换输液时，常规消毒瓶塞后，拔出第 1 瓶内排气针头、输液管，插入第 2 瓶内，待滴液通畅，方可离去

续　表

项　目	技术操作要求
操作要点 （60分）	15. 输液毕,关紧输液导管,除去胶布,用无菌干棉球轻压穿刺点上方,快速拔针,按压片刻至不出血为止,感谢患者及其家属的配合 16. 按要求清理用物,洗手
指导患者 （10分）	1. 告知患者所输药物 2. 告知患者输液中的注意事项
提问（10分）	目的、注意事项及相关理论知识

【注意事项】

1. 严格执行无菌技术操作及查对制度。

2. 根据病情和药物性质选择合适静脉。需长期输液者,注意合理使用和保护静脉,一般从远端小静脉开始。

3. 根据病情需要,有计划地安排输液顺序,如需加入药物,应合理安排,注意药物配伍禁忌。

4. 输液前排尽输液管及针头内的空气,药液滴尽前按需要及时更换输液瓶或拔针,严防造成空气栓塞。

5. 根据患者年龄、病情、药物性质调节滴速,一般成年人每分钟40～60滴,儿童每分钟20～40滴,对年老、体弱、心、肺、肾功能不良者,婴幼儿或输注刺激性较强的药物时速度宜慢;对严重脱水、血容量不足、心肺功能良好者输液速度可适当加快。

6. 输液过程中要加强巡视,耐心听取患者的主诉;严密观察输液部位的皮肤有无肿胀,针头有无脱出、阻塞、移位等,输液管有无弯曲、受压及输液滴速是否适宜等,并及时处理输液故障。

7. 需持续输液的患者,应每24小时更换输液器。

七、静脉留置针技术

【目的】

为患者建立静脉通路,便于抢救,适用于长期输液患者。

【方法及标准】

静脉留置针操作方法及评分标准:100分。

项　目	技术操作要求
操作准备 (10分)	1. 护士准备:衣帽整洁、洗手、戴口罩 2. 用物准备:治疗盘内放2%碘酊、75%乙醇(或安尔碘);弯盘、静脉留置针(20G/22G/24G)1个、留置针贴、一次性输液器、无菌棉签、止血带、胶布、治疗巾;输液卡、笔;适量肝素溶液(生理盐水250ml+肝素12 500~25 000U);遵医嘱备药液
评估患者 (10分)	1. 询问、了解患者的身体状况:诊断、目前治疗及药物过敏史等 2. 向患者解释穿刺目的、方法、注意事项及配合要点,取得患者配合 3. 评估患者穿刺部位皮肤及血管情况:穿刺部位有无瘢痕、硬结、炎症;一侧肢体如有静脉输液通路应选择对侧肢体
操作要点 (60分)	1. 核对医嘱及输液卡:患者姓名、床号、液体量、药物、输液滴速等 2. 携用物至床旁,核对患者床号、姓名、药物等 3. 用2%碘酊棉签消毒瓶塞,检查输液器的有效期、有无破损、漏气等,用75%乙醇棉签脱碘2次 4. 打开输液器,将输液管及排气针头插入瓶塞至针头根部,关紧调节器;再次查对所用药液无误后,将输液瓶倒挂于输液架上 5. 协助患者取舒适卧位,选择静脉,确定留置针的规格,检查留置针有效期、包装有无破损、漏气等。置垫巾于穿刺部位下面,以进针点为中心,用2%碘酊棉签消毒穿刺部位皮肤,直径为6~8cm,备胶布,连接管道,在穿刺点上方10cm处扎止血带,以75%乙醇棉签脱碘,待干 6. 再次进行查对,松动留置针外套管,左手绷紧皮肤,右手拇指、示指固定针柄,与皮肤成15°~30°进针,直刺静脉 7. 见回血后,压低角度,将穿刺针再推进0.2cm,以确保外套管也进到静脉内

项　目	技术操作要求
操作要点 (60分)	8. 一手固定针芯,另一手拇指与示指将外套管全部送入血管 9. 松开止血带,并压住导管前端处的静脉,抽出针芯,连接肝素帽或者正压接头,用无菌透明膜做封闭式固定。操作过程中密切观察患者,及时沟通转移患者注意力,尽量减轻患者的痛苦 10. 将输液器与肝素帽或者正压接头连接。如使用头皮静脉留置针,需在碘酊消毒皮肤待干时,直接连接好输液管、头皮针、肝素帽及头皮套管针穿刺 11. 根据患者年龄、病情、药物性质调节滴速 12. 在无菌透明膜上注明穿刺日期。进行操作后查对,并在输液卡上记录输液时间,签全名 13. 协助患者取舒适体位,将呼叫器放置于患者可触及位置 14. 观察患者情况 15. 封管时消毒肝素帽,将抽取 5~10ml 肝素溶液或生理盐水的注射器针头刺入肝素帽,使用边退针、边推注的正压封管方法 16. 如使用正压接头替代肝素帽,可不用封管 17. 再次输液时,消毒肝素帽,将输液针头刺入,或消毒正压接头后连接输液器(切勿用针头刺入),打开调节器
指导患者 (10分)	1. 向患者解释使用静脉留置针的目的和作用 2. 告知患者注意保护使用留置针的肢体,不输液时,也尽量避免肢体下垂姿势,以免由于重力作用造成回血堵塞导管
提问(10分)	目的、注意事项及相关理论知识

【注意事项】

1. 更换透明贴膜后,也要记录当时穿刺日期。

2. 静脉套管针保留时间可参照使用说明。

3. 每次输液前后应当检查患者穿刺部位及静脉走向有无红、肿,询问患者有关情况,发现异常时及时拔除导管,给予处理。

4. 一般静脉留置针可保留 3~5 天,最好不超过 7 天。

八、经外周插管的中心静脉导管(PICC)护理技术

【目的】

1. 为患者提供中、长期的静脉输液治疗。

2. 静脉输注高渗性、有刺激性的药物,如化疗、胃肠外营养(PN)等。

【方法及标准】

PICC操作方法及评分标准:100分。

项 目	技术操作要求
操作准备 (10分)	1. 护士准备:衣帽整洁(戴圆帽)、洗手,戴口罩 2. 用物准备:治疗盘内放置2%碘酊、75%乙醇(或安尔碘),弯盘、无菌穿刺包1个、无菌手套2副、外周插入中心导管(PICC)1套、无菌治疗巾1包、10ml注射器1个、20ml注射器2个、无菌透明贴膜、垫巾1块、止血带1根、胶贴1包、胶布1卷、卷尺1个。肝素帽或正压接头1个,生理盐水适量,肝素溶液(生理盐水250ml+肝素12 500U)适量。按医嘱准备药液
评估患者 (10分)	1. 评估患者身体状况:诊断、目前治疗及出凝血情况 2. 向清醒患者解释操作目的、方法、配合要点,征得患者或其家属同意后,由医师负责与患者签署知情同意书 3. 评估患者局部皮肤组织及血管情况:避开瘢痕、硬结、静脉瓣等部位,查看穿刺部位血管壁弹性及静脉充盈度等
操作要点 (60分)	1. 核对医嘱及输液卡:患者姓名、床号、液体量、药物、输液滴速等 2. 携用物至床旁,向患者解释操作目的、意义,取得配合,认真做好查对,协助患者取平卧位。保证严格的无菌操作环境 3. 选择合适的静脉:①在预期穿刺部位以上扎止血带;②评估患者的血管状况,选择贵要静脉为最佳穿刺血管;③松开止血带

续 表

项 目	技术操作要求
操作要点 (60分)	4. 测量定位:①测量导管尖端所在的位置,测量时手臂外展 90°;②上腔静脉测量法,从预穿刺点沿静脉走向量至右胸锁关节再向下至第3肋间;③锁骨下静脉测量法,从预穿刺点沿静脉走向量至右胸骨切迹,再减去2cm;④测量上臂中段周径(臂围基础值),以供监测可能发生的并发症。新生儿及小儿应测量双臂围 5. 建立无菌区:①打开PICC无菌包,戴手套;②应用无菌技术,准备肝素帽、抽吸生理盐水;③将第1块治疗巾垫在患者手臂下 6. 消毒穿刺点:①按照无菌原则消毒穿刺点,消毒范围是穿刺点上、下各10cm(直径20cm)两侧到臂缘;②先用乙醇清洁脱脂,再用碘酊消毒。待两种消毒剂自然干燥;③穿无菌手术衣,更换手套;④铺孔巾及治疗巾,扩大无菌区 7. 预冲导管 8. 扎止血带,实施静脉穿刺:穿刺进针角度为15°~30°,直刺血管,一旦有回血立即放低穿刺角度,推入导入针,确保导入鞘管的尖端也处于静脉内,再送套管 9. 从导引套管内取出穿刺针:①松开止血带;②左手示指固定导入鞘避免移位;③中指轻压在套管尖端所处的血管上,减少血液流出;④从导入鞘管中抽出穿刺针 10. 置入PICC导管:将导管逐渐送入静脉,用力要均匀缓慢 11. 退出导引套管:①当导管置入预计长度时,即可退出导鞘;②指压套管端静脉稳定导管,从静脉内退出套管,使其远离穿刺部位 12. 撤出导引钢丝:一手固定导管,另一手移去导丝,移去导丝时,动作要轻柔 13. 确定回血和封管:①用生理盐水注射器抽吸回血,并注入生理盐水。确定是否通畅;②连接肝素帽或正压接头;③用肝素溶液正压封管

续 表

项　目	技术操作要求
操作要点 (60分)	14. 清理穿刺点,固定导管,覆盖无菌敷料:①将体外导管放置呈S形弯曲;②在穿刺点上方放置一小块纱布吸收渗血,并注意不要盖住穿刺点;③覆盖透明贴膜在导管及穿刺部位,加压粘贴;④在衬纸上标明穿刺的日期 15. 通过X线拍片确定导管尖端位置 16. 整理床单位,协助患者取舒适体位,感谢患者的配合 17. 整理用物,放回原处,洗手,做好记录
PICC置管后护理 (10分)	1. 置管后24h内更换贴膜,并观察局部出血情况,以后酌情每周更换1～2次。更换贴膜时,护士应当严格无菌操作技术。换药时沿导管方向由下向上揭去透明敷料 2. 定期检查导管位置、导管头部定位、流通性能及固定情况 3. 每次输液后,封管时不要抽回血,用10ml以上注射器抽吸生理盐水10～20ml以脉冲方式进行冲管,并正压封管。当导管发生堵塞时,可使用尿激酶边推边拉的方式溶解导管内的血凝块,严禁将血块推入血管 4. 治疗间歇期每周对PICC导管进行冲洗,更换贴膜、正压接头 5. 密切观察患者情况,发生感染时及时处理或拔管
指导患者 (5分)	1. 向患者做好解释工作,使患者放松,确保穿刺时静脉的最佳状态 2. 告知患者保持局部清洁干燥,不要擅自撕下贴膜,贴膜有卷曲、松动、贴膜下有汗液时及时请护士更换,避免戴有PICC一侧手臂过度活动,避免置管部位污染
提问(5分)	目的、注意事项及相关理论知识

【注意事项】

1. 穿刺时注意事项

(1)穿刺前应当了解患者静脉情况,避免在瘢痕及静脉瓣处穿刺。

(2)注意避免穿刺过深而损伤神经,避免穿刺进入动脉,避免损伤静脉内膜、外膜。

(3)对有出血倾向的患者要进行加压止血。

2. 穿刺后护理注意事项

(1)输入全血、血浆、蛋白等黏性较大的液体后,应当以等渗液体冲管,防止管腔堵塞。输入化疗药物前后均应使用无菌生理盐水冲管。

(2)可以使用 PICC 导管进行常规输液或输液泵给药,但是不能用于高压注射泵推注造影剂等。

(3)严禁使用<10ml 注射器,否则如遇导管阻塞可以导致导管破裂。

(4)护士为 PICC 置管患者进行操作时,应当洗手并严格执行无菌操作技术。

(5)尽量避免在置管侧肢体测量血压。

第八节 密闭式静脉输血技术

【目的】

按照医嘱正确地为患者实施输血治疗。

1. 为患者补充血容量,改善血液循环。
2. 为患者补充红细胞,纠正贫血。
3. 为患者补充各种凝血因子、血小板,改善凝血功能。
4. 为患者输入新鲜血液,补充抗体及白细胞,增加机体抵抗力。

【方法及标准】

密闭式静脉输血操作方法及评分标准:100 分。

项　目	技术操作要求
操作准备 (10 分)	1. 护士准备:衣帽整洁、洗手、戴口罩 2. 用物准备:一次性输器、生理盐水、同型血液、遵医嘱备抗过敏药物。其余同"密闭式静脉输液"

续 表

项　目	技术操作要求
评估患者 （10分）	1. 询问、了解患者的身体状况,了解患者有无输血史及不良反应,必要时遵医嘱给予抗组胺或类固醇药物 2. 评估患者血管情况,选择适宜的输注部位
操作要点 （60分）	1. 核对医嘱,根据医嘱采血标本以检验血型和做交叉配血试验 2. 仔细核对配血报告单上的各项信息 3. 输血前再次2人核对血袋包装、血液性质、配血报告单上的各项信息,核实血型检验报告单,确定无误方可实施输血 4. 携用物至床旁,由2人共同核对患者姓名及血型 5. 按密闭式静脉输液为患者建立静脉通道,输入生理盐水 6. 按医嘱给抗过敏药物。向患者做好解释,消除紧张心理 7. 由2人再次按"三查""八对"内容核对,准确无误后签名,严防差错事故的发生 8. 轻轻旋转血袋,将血液摇匀。打开储血袋封口,常规消毒开口处塑料管,将输血器通液针头从生理盐水瓶上拔出插入塑料管内,缓慢将血袋倒挂到输液架上,再次查对 9. 输入开始时速度宜慢,严密观察15min无不良反应,再按病情需要调节滴速。一般成年人每分钟40～60滴,儿童酌减 10. 向患者及其家属交代输血过程中的有关注意事项,并将呼叫器置于易取处 11. 待血液输完时,再输入少量生理盐水,使输血器内的血液全部输入体内后,关调节器,拔针再按压进针点至不出血。认真检查静脉穿刺部位有无血肿或渗血现象并做相应处理 12. 协助患者取舒适卧位,感谢患者的配合 13. 分类整理用物,洗手,做好输血记录
指导患者 （10分）	1. 向患者解释输血的目的及所输入血液制品的种类 2. 告知患者常见输血反应的临床表现,出现不适时及时告诉医护人员
提问（10分）	目的、注意事项及相关理论知识

【注意事项】

1. 根据输血申请单正确采集血标本,禁止同时采集 2 名患者的血标本。

2. 输库存血前必须认真检查血液保存时间和血液质量。正常库存全血上下分为二层,上层血浆呈淡黄色,半透明;下层血细胞呈均匀暗红色,两者之间界线清楚,且无凝块。凡血袋有下列情况之一者,均不可使用:标签模糊不清;血袋破损漏血;血浆中有明显气泡、絮状物或粗大颗粒,且颜色呈暗灰色或乳糜状;血细胞呈暗紫色,血液中有明显凝块,两者界线不清;血液保存时间过长,有效期已过等。

3. 血液内不得加入其他药物。

4. 在输血过程中严格执行查对制度和无菌操作规程,输血前 2 人经"三查""八对"无误后,方可输入。"三查":查血液的有效期(采血日期)、血液质量和输血装置是否完好;"八对":对姓名、床号、住院号、血袋(瓶)号、血型、交叉配血相容试验结果、血液种类和剂量。

5. 输血过程中,应加强巡视,认真听取患者的主诉,密切观察输血反应。如发生严重反应,立即停止输血及时处理,保留余血备查并分析原因。

6. 注意滴速,开始时速度应慢,如无反应可根据需要调节滴速。一般成年人每分钟 40～60 滴,对年老、体弱、严重贫血、心力衰竭的患者输血应谨慎,输血量应酌情减少,速度宜慢。

7. 大量出血时应尽快补充血容量,防止休克发生,为此常需加压快速输血,要求护士在输血过程中守护患者。

8. 输入 2 名以上供血者的血液时,两份血液之间输入生理盐水,以免发生反应。

9. 血液最好在从血库领出后 30min 内输入,并要求在 3～4h 输完(200～300ml),凡事先估计静脉穿刺有困难者,待静脉穿刺成功后再到血库取血。

10. 输入成分血时还应注意:血小板需要在(22±2)℃振荡条件下保存,(4±2)℃保存有害;白细胞中的粒细胞是短命细胞,很难保存;凝血因子Ⅷ和Ⅴ不稳定,保存1~3d活性丧失50%。

(1)除红细胞外在24h内输完(从采血开始计时)。

(2)一次输多名供血者的成分血时,按医嘱给予抗过敏药物,以防发生过敏反应。

(3)如患者全血与成分血同时输注,应先输成分血后输全血,保证成分血新鲜输入。

(4)应严密监护输注成分血的全过程。

第九节 呼吸道护理技术

一、氧气吸入法

【目的】

提高患者血氧含量及动脉血氧饱和度,纠正缺氧。

缺氧程度的判断:患者的临床表现和血气分析结果是用氧的重要依据,具体见下表。

缺氧程度	PaO_2(mmHg)	SaO_2(%)	临床表现
轻度	51~70	>80	无发绀或轻度发绀、神志清
中度	30~50	60~80	有发绀、呼吸困难、神志清或烦躁
重度	<30	<60	明显发绀、三凹征明显、嗜睡

【方法及标准】

中心供氧鼻塞吸氧操作方法及评分标准:100分。

项　目	技术操作要求
操作准备 (10分)	1. 护士准备:衣帽整齐、洗手、戴口罩 2. 用物准备:一次性吸氧管(鼻塞)2根,供氧系统氧气吸入器一套,治疗盘内置弯盘1个、棉签、治疗碗1个(内盛清水)、无菌蒸馏水、用氧记录单、笔

续 表

项　目	技术操作要求
评估患者 (10分)	1. 评估患者缺氧程度:根据患者的 PaO_2、SaO_2、神志、口唇、指(趾)甲发绀程度等,判断患者的缺氧程度 2. 评估患者鼻腔情况:查看是否通畅,有无堵塞,鼻腔黏膜有无破损等 3. 向患者解释吸氧的目的、方法、注意事项及配合要点,取得患者的合作
操作要点 (60分)	1. 携用物至床旁,核对患者床号、姓名等,协助患者取舒适体位 2. 先取下墙壁氧气上活塞,用湿棉签擦拭气源接头内尘土 3. 接湿化瓶:向湿化瓶内注入无菌蒸馏水至 1/2～2/3 满,并将湿化瓶拧紧 4. 氧气吸入器插入气源接头前必须关闭流量调节阀 5. 将氧气吸入器进气插头插入与其配套的医用气源接头内,当听到"咔嚓"声响,说明接头已锁住 6. 用湿棉签清洁双侧鼻腔,观察鼻腔情况 7. 检查一次性吸氧管密封效果及有效日期,将带鼻塞的塑料管连接在出口接头上 8. 逆时针缓慢转动流量调节阀手轮根据病情调节流量,成年人轻度缺氧或小儿 1～2L/min;中度缺氧者 2～4L/min;严重缺氧者 4～6L/min。调节至所需流量后,将吸氧连接管鼻塞前端置入治疗碗清水中,检查其是否通畅 9. 将鼻塞置入患者鼻腔内 10. 记录用氧开始时间及流量 11. 密切观察缺氧改善情况(口述) 12. 停吸氧时,先将吸氧鼻塞取下,擦净鼻部 13. 关闭流量开关 14. 记录停氧时间 15. 卸下湿化器吸氧装置时,用右手夹住氧气表及湿化瓶,左手拇指和示指夹住气源接头锁套并向后拉动,使气源接头解锁,将吸入器向后退出,此时气源接头自动关闭

项　目	技术操作要求
操作要点 (60分)	16. 盖好墙壁氧气活塞。协助患者取舒适卧位,分类清理用物,洗手。做好记录
指导患者 (10分)	1. 告知患者不要自行摘除鼻塞或者调节氧流量 2. 告知患者如感到鼻咽部干燥不适或胸闷憋气时,应当及时通知医护人员;告知患者有关用氧安全的知识
提问(10分)	目的、注意事项及相关理论知识

氧气瓶鼻导管吸氧操作方法及评分标准:100分

项　目	技术操作要求
操作准备 (10分)	1. 护士准备:衣帽整洁、洗手、戴口罩 2. 用物准备:氧气筒及氧气表装置一套。治疗盘内置治疗碗2个(1个盛鼻导管两根、镊子、纱布,另1个盛清水)、弯盘、玻璃接管、棉签、扳手、胶布、乙醇、笔、记录单、安全别针,无菌蒸馏水
评估患者 (10分)	1. 评估患者缺氧程度:根据患者的 PaO_2、SaO_2、神志、口唇、指(趾)甲发绀程度等,判断患者的缺氧程度 2. 评估患者鼻腔情况:查看是否通畅,有无堵塞,鼻腔黏膜有无破损等 3. 向患者解释吸氧的目的、方法、注意事项及配合要点,取得患者的合作
操作要点 (60分)	1. 装表:先打开氧气筒上总开关,放出少量氧气,以冲掉气门上的灰尘,立即关好 2. 接上氧气表,并旋紧(拧时先用手,后用扳手) 3. 使氧气表直立于氧气筒旁 4. 接湿化瓶:湿化瓶内放 1/2～2/3 满的无菌蒸馏水 5. 检查流量开关是否关闭,开总开关检查有无漏气 6. 开流量开关,检查氧气流出是否通畅 7. 检查全部装置是否合适,有无漏气,关流量开关待用,洗手

续　表

项　目	技术操作要求
操作要点 （60分）	8. 携用物至床旁,核对患者床号、姓名等,协助患者取舒适体位 9. 用湿棉签清洁鼻孔,观察鼻腔情况 10. 连接鼻导管,打开流量开关,调节氧流量,将鼻导管置入治疗碗清水中检查导管是否通畅 11. 根据病情调节流量,成年人轻度缺氧者或小儿1～2L/min,中度缺氧者2～4L/min,严重缺氧者4～6L/min 12. 将鼻导管蘸水,自清洁鼻孔轻轻插至鼻咽部,插入深度为鼻尖至耳垂的2/3 13. 如无呛咳,将鼻导管固定于患者上唇或鼻翼上及面颊部（两条胶布）,用安全别针固定橡胶管（或用一条长胶布固定） 14. 记录用氧开始时间 15. 密切观察缺氧改善情况（口述） 16. 停氧时先去掉胶布,然后拔除鼻导管 17. 关闭流量开关,用棉签清拭鼻腔然后关总开关,再开流量开关放出余气,关流量开关,备用 18. 记录停氧时间 19. 用乙醇擦去胶布痕迹,擦净面部 20. 整理床单位及分类整理用物,协助患者取舒适卧位,洗手,记录
指导患者 （10分）	1. 根据病情,指导患者进行有效呼吸;告知患者不要自行摘除鼻导管或调节氧流量 2. 告知患者如感到鼻咽部干燥不适或者胸闷憋气时,应当及时通知医护人员;告知患者有关用氧安全的知识
提问（10分）	目的、注意事项及相关理论知识

【注意事项】

1. 严格遵守操作规程,注意用氧安全,切实做好四防：防振、防火、防热、防油。

2. 使用氧气时,应先调节流量而后应用,停用时应先拔除鼻导管,再关流量表,最后关闭氧气总开关。以免一旦旋错开关,大量氧气突然冲入呼吸道而损伤肺部组织。

3. 吸氧过程中,应观察缺氧状态有无改善,氧气装置有无漏气,是否通畅等。如用鼻导管持续吸氧者,每8～12小时更换导管1次,并由另一鼻孔插入。以减少对鼻黏膜的刺激,鼻腔分泌物多者应经常清除,防止导管阻塞。鼻塞每日更换。

4. 氧气筒内氧气不可全部用尽,压力降至 $5kg/cm^2$ 时,即不可再用,以防灰尘进入筒内,而造成再次充气时引起爆炸的危险。

5. 对未用或用空的氧气筒,应分别注明"满"或"空"的标志,以免急用时搬错而影响抢救。

6. 在插鼻导管时,应观察鼻腔黏膜是否有损伤,如有创面,应插入健侧鼻孔。

7. 患者饮水进食时,应暂停给氧。

8. 湿化瓶一人一用一消毒,连续吸氧患者每天更换湿化瓶、湿化液及一次性吸氧管。

二、超声雾化吸入法

超声波雾化吸入法是应用超声波声能将药液变成细微的气雾,再由呼吸道吸入的方法。

【目的】

1. 治疗呼吸道感染　消除炎症,减轻呼吸道黏膜水肿,稀释痰液,帮助祛痰。常用于咽喉炎、支气管扩张、肺炎、肺脓肿、肺结核等患者。

2. 改善通气功能　解除支气管痉挛,保持呼吸道通畅。常用于支气管哮喘等患者。

3. 湿化呼吸道　常用于呼吸道湿化不足、痰液黏稠、呼吸道不通畅,也作为气管切开术后常规治疗手段。

4. 预防呼吸道感染　常用于胸部手术前后及胃肠道手术性胃肠减压的患者。

常用药物及作用如下。

1. 控制呼吸道感染与消除炎症　常用庆大霉素、卡那霉素等抗生素。

2. 解除支气管痉挛　常用氨茶碱、沙丁胺醇(舒喘灵)等。
3. 稀释痰液与帮助祛痰　常用氨溴索等。
4. 减轻呼吸道黏膜水肿　常用地塞米松等。

【方法及标准】

超声雾化吸入操作方法及评分标准：100分。

项　目	技术操作要求
操作准备 (10分)	1. 护士准备：衣帽整洁、洗手、戴口罩 2. 用物准备：超声波雾化吸入器、水温计、弯盘、冷蒸馏水、药物、治疗碗、一次性50ml注射器1个、无菌棉签、砂轮、75%乙醇、生理盐水、治疗巾或患者毛巾
评估患者 (10分)	1. 询问、了解患者的身体状况，尤其是呼吸系统情况，有无呼吸道感染及咳嗽、咳痰等情况 2. 向患者解释雾化吸入的目的、方法、注意事项和配合要点，取得患者合作 3. 评估患者面部及口腔黏膜有无感染、溃疡等 4. 评估患者的心理状态和自理能力：如患者是否有雾化吸入的经历，是否接受过类似治疗，是否紧张，是否懂得利用正确的呼吸动作进行雾化吸入等
操作要点 (60分)	1. 连接雾化器主件与附件，水槽内加冷蒸馏水，至浮标浮起，水量视不同类型的雾化器而定，要求浸没雾化罐底部的透声膜 2. 按正确方法抽吸药液，将药物用生理盐水稀释至30～50ml倒入雾化罐内，检查无漏水后，将雾化罐放入水槽，盖紧水槽盖 3. 携用物至床旁，核对患者床号、姓名等，如患者病情有变化时及时通知医师，进行调整。讲解雾化的目的及重要性，消除紧张心理，取得合作。协助患者取舒适卧位 4. 接通电源，打开电源开关(指示灯亮)，预热3～5min，调整定时开关至所需时间，打开雾化开关，根据需要调节雾量 5. 气雾喷出时，协助患者将口含嘴放入患者口中，或戴好面罩指导患者做深呼吸 6. 治疗毕，取下口含嘴(或面罩)，先关雾化开关，再关电源开关

续　表

项　目	技术操作要求
操作要点 （60分）	7. 擦干患者面部，协助其取舒适卧位，整理床单位 8. 分类清理用物，放净水槽内的水，擦干水槽，将口含嘴（或面罩）、雾化罐、螺纹管清洗后浸泡于消毒液内1h，再洗净晾干备用；洗手 9. 观察治疗效果及反应，必要时记录。若雾化吸入后呼吸道痰液增多，协助叩背咳痰
指导患者 （10分）	1. 指导患者用口吸气、用鼻呼气的方法 2. 告知患者如有不适时，及时通知医护人员
提问（10分）	目的、注意事项及相关理论知识

【注意事项】

1. 使用前检查雾化器各部件是否完好，有无松动、脱落等情况。水槽和雾化罐内切忌加温水或热水，水槽内无水时不可开机，以免损坏机器。

2. 水槽底部的晶体换能器和雾化罐底部的透声膜薄而脆，易破碎，操作中注意避免损坏。

3. 一般每次定时15～20min。

4. 水槽内的冷蒸馏水要适量。太少则气雾不足，太多则溢出容器，损坏仪器。

5. 在使用过程中，如发现水槽内水温超过60℃，应停机更换冷蒸馏水。

6. 若要连续使用，中间需间隔30min。

7. 患者胸前围以治疗巾或毛巾，以免喷湿衣服。

8. 治疗鼻腔疾病患者用鼻呼吸；治疗咽、喉或下呼吸道疾病患者用口呼吸；气管切开者，对准气管套管自然呼吸。

9. 若患者因黏稠的分泌物经湿化后膨胀致痰液不易咳出时，应予以叩背以协助痰液排出。

10. 治疗过程中需要加入药液时，不必关机；若要加水入水槽，必须关机操作。

三、氧气雾化吸入法

氧气雾化吸入法是借助氧气高速气流,使药液形成雾状,随吸气进入呼吸道的方法。

【目的】

1. 治疗呼吸道感染　消除炎症,减轻呼吸道黏膜水肿,化痰祛痰、减轻咳嗽。常用于咽喉炎、支气管扩张症、肺炎、肺脓肿、肺结核等患者。

2. 改善通气功能　解除支气管痉挛,保持呼吸道通畅。

常用药物及作用:同超声雾化吸入法。

【方法及标准】

氧气雾化吸入操作方法及评分标准:100 分。

项　　目	技术操作要求
操作准备 (10 分)	1. 护士准备:衣帽整洁、洗手、戴口罩 2. 用物准备:氧气雾化吸入装置 1 套(雾化药液罐、管道)、氧气吸入装置 1 套(取下湿化瓶)、注射器、水温计、蒸馏水、治疗巾或患者毛巾,按医嘱准备药液
评估患者 (10 分)	同超声雾化吸入
操作要点 (60 分)	1. 用蒸馏水稀释药液 5ml,注入雾化器内 2. 携用物至床旁,核对患者床号、姓名等,如患者病情有变化时及时通知医师,进行调整。解释氧气雾化的目的及重要性,消除紧张心理,取得合作。协助患者取舒适卧位 3. 将雾化器与氧气连接,取下氧气装置上的湿化瓶 4. 患者颈下放置治疗巾或患者毛巾 5. 调节氧流量 6~8L/min,口含雾化器喷出口,患者吸气时,用手指堵住出气口,呼气时将雾化器从口中取出,同时手指松开出气口,如此重复,将药液全部吸完 6. 治疗时间一般为 10~20min

续　表

项　目	技术操作要求
操作要点 （60分）	7. 治疗完毕,移开雾化装置,关闭氧气 8. 分类清理用物,做消毒处理。协助患者取舒适卧位 9. 观察治疗效果及反应,必要时记录
指导患者 （10分）	同超声雾化吸入
提问（10分）	目的、注意事项及相关理论知识

【注意事项】

1. 雾化器内药液必须浸没弯管底部,否则药液不能喷出。

2. 指导患者做深呼吸,使药液充分吸入,呼气时,需将手指移开出气口,以防药液丢失。

3. 操作中,避开烟火及易燃物,注意安全用氧。

4. 吸入过程中,喷管口应放在舌根部,尽可能深长吸气,以达治疗效果。

5. 氧气湿化瓶内勿盛水,以免液体进入雾化器内使药物稀释影响疗效。

6. 观察患者痰液排出情况并予以叩背,吸痰等方法协助排痰。

四、经鼻/口腔吸痰法

【目的】

1. 清除患者呼吸道分泌物,保持呼吸道通畅。

2. 促进呼吸功能,改善肺通气。

3. 预防并发症发生。

【方法及标准】

经鼻/口腔吸痰操作方法及评分标准：100分。

项　目	技术操作要求
操作准备 （10分）	1. 护士准备：衣帽整洁、洗手、戴口罩 2. 用物准备：中心负压装置或负压吸引器及电插板。无菌治疗盘内置适当型号的吸痰管、治疗碗、生理盐水、弯盘、无菌纱布、注射器、无菌钳、无菌手套，必要时备压舌板、开口器、舌钳
评估患者 （10分）	1. 了解患者的意识状态、生命体征、吸氧流量 2. 患者呼吸道分泌物的量、黏稠度、部位。对清醒患者应当进行解释，取得患者配合
操作要点 （60分）	1. 携用物至床旁，核对患者床号、姓名等，帮助患者取合适体位 2. 接通电源，打开吸引器开关，检查吸引器性能是否良好，根据患者情况及痰黏稠度调节负压 3. 吸引器胶管与吸痰管相接，试吸生理盐水（放于治疗碗中），检查其是否通畅 4. 患者平卧或侧卧位头转向操作者并略向后仰张口。昏迷患者可用压舌板或开口器帮助张口 5. 一手将导管末端折叠（连接玻璃接管处），以免负压吸附黏膜，引起损伤。另一手戴手套持吸痰管头端 6. 轻轻插入口腔或鼻腔，吸出口腔及咽部分泌物 7. 另换吸痰管，折叠导管末端，插入气管内适宜深度，然后放开导管末端，轻柔、灵活、迅速地左右旋转上提吸痰管吸痰 8. 拔出吸痰管后吸入生理盐水冲洗吸痰管 9. 每次吸痰时间不超过15s，如痰未吸尽，休息3～5min再吸 10. 清洁患者的口鼻 11. 关闭电源，观察口腔黏膜有无损伤及患者反应。协助患者取舒适卧位 12. 分类清理用物，洗手。做好记录
指导患者 （10分）	1. 如果患者清醒，安抚患者不要紧张，指导其自主咳嗽 2. 告知患者适当饮水，以利于痰液排出
提问（10分）	目的、注意事项及相关理论知识

【注意事项】

1. 按照无菌操作原则插管动作轻柔，敏捷。

2. 吸痰前后应当给予高流量吸氧，吸痰时间不宜超过15s，如痰液较多，需要再次吸引，应间隔3～5min，患者耐受后再进行。一根吸痰管只能使用1次。

3. 如患者痰黏稠,可以配合翻身叩背、雾化吸入;患者发生缺氧的症状,如发绀、心率下降等症状时,应当立即停止吸痰,休息后再吸。

五、经气管插管/气管切开吸痰法

【目的】

1. 保持患者呼吸道通畅,保证有效的通气。
2. 促进呼吸功能,改善肺通气。
3. 预防并发症发生。

【方法及标准】

经气管插管/气管切开吸痰操作方法及评分标准:100分。

项 目	技术操作要求
操作准备 (10分)	1. 护士准备:衣帽整洁、洗手、戴口罩 2. 用物准备:中心负压装置或负压吸引器及电插板。无菌治疗盘内置适当型号的吸痰管、治疗碗、生理盐水、弯盘、无菌纱布、注射器、无菌钳、无菌手套,必要时备压舌板、开口器、舌钳
评估患者 (10分)	1. 了解患者病情、意识状态 2. 了解呼吸机参数设置情况,对清醒患者应进行解释,取得配合
操作要点 (70分)	1. 携用物至床旁,核对患者床号、姓名等 2. 将呼吸机的氧浓度调至100%(纯氧),给予患者纯氧2min,以防止吸痰造成的低氧血症 3. 接负压吸引器电源或中心负压吸引装置,调节压力(成年人为150~200mmHg)。打开冲洗水瓶 4. 撕开吸痰管外包装前端,一只手戴无菌手套,将吸痰管抽出并盘绕在手中,根部与负压管相连 5. 非无菌手断开呼吸机与气管导管,将呼吸机接头放在无菌纸巾上。用戴无菌手套的一只手迅速并轻轻地沿气管导管送入吸痰管,吸痰管遇阻力略上提后加负压,边上提边旋转吸引,避免在气管内上下提插 6. 吸痰结束后立即接呼吸机通气,给予患者纯氧2min,待血氧饱和度升至正常水平后再将氧浓度调至原来水平

续　表

项　目	技术操作要求
操作要点 （70分）	7. 冲洗吸痰管和负压吸引管,如果再次吸痰应重新更换吸痰管 8. 吸痰过程中应当观察患者痰液情况、血氧饱和度、生命体征的变化情况 9. 协助患者取安全、舒适体位 10. 分类清理用物,洗手,做好记录
提问（10分）	目的、注意事项及相关理论知识

【注意事项】

1. 操作动作应轻柔、准确、快速,每次吸痰时间不超过15s,连续吸痰不得超过3次,吸痰间隔给予纯氧吸入2min。

2. 注意吸痰管插入是否顺利,遇到阻力时应分析原因,不可粗暴盲插。

3. 吸痰管最大外径不能超过气管导管内径的1/2,负压不可过大,进吸痰管时不可给予负压,以免损伤患者呼吸道。

4. 注意保持呼吸机接头不被污染,戴无菌手套持吸痰管的手不被污染。

5. 冲洗水瓶应分别注明吸引气管插管、口鼻腔之用,不能混用。

6. 吸痰过程中应当密切观察患者的病情变化,如有心率、血压、呼吸、血氧饱和度的明显改变时,应当立即停止吸痰,立即接呼吸机通气并给予纯氧吸入。

第十节　胃肠道护理技术

一、鼻　饲　法

【目的】

供给食物、营养液和药物以维持营养和治疗的需要。不能经口进食患者如下。

1. 昏迷患者。
2. 口腔疾病或口腔手术后患者。
3. 不能张口的患者,如破伤风患者。
4. 其他:如早产儿、病情危重者、拒绝进食者。

【方法及标准】

鼻饲操作方法及评分标准:100 分。

项 目	技术操作要求
操作准备 (10 分)	1. 护士准备:衣帽整洁、洗手、戴口罩 2. 用物准备:①插管用物,治疗盘内放置治疗碗、压舌板、镊子、胃管、50～100ml 注射器或吸引器、纱布、治疗巾;液状石蜡棉球、棉签、胶布、别针、橡皮圈或夹子、弯盘、听诊器、手电筒、温开水、水杯、鼻饲饮食(200ml,温度 38～40℃)。②拔管用物,治疗盘内放汽油、乙醇、棉签、纱布
评估患者 (10 分)	1. 询问患者身体状况,了解患者既往有无插管经历;向患者解释,取得患者合作 2. 评估患者鼻腔状况,包括鼻腔黏膜有无肿胀、炎症、鼻中隔弯曲、息肉等,既往有无鼻部疾病
操作要点 (60 分)	1. 携用物至患者床旁,核对患者床号、姓名等,协助患者取舒适卧位,颌下铺治疗巾 2. 备好 2 条胶布放妥,治疗碗内倒入温开水 3. 检查并用湿棉签清洁鼻腔 4. 检查胃管是否通畅,测量插管长度(成年人为 45～55cm 婴幼儿为 14～18cm),并做好标记。即患者发际至剑突或由鼻尖经耳垂到剑突的距离 5. 用液状石蜡棉球润滑胃管前端,一手持纱布托住胃管,另一手持镊子夹住胃管前端(5～6cm),沿一侧鼻孔缓缓插入,至咽喉部(10～15cm)时,嘱患者做吞咽动作,同时迅速将胃管插入 6. 如患者出现恶心时,应暂停片刻,嘱患者深呼吸或吞咽动作,随后迅速将胃管插入 7. 如插入不畅时,应检查胃管是否盘在口中

续 表

项　目	技术操作要求
操作要点 （60分）	8. 如发现患者呛咳，呼吸困难，发绀等情况，表示误入气管，应立即拔出，休息片刻后重插。如有患者流泪、流鼻涕及时擦干擦净，并安慰患者 9. 昏迷患者在插管前，应将患者头部后仰，当胃管插入15cm（至会厌部时），以左手将患者头部托起，使下颌靠近胸骨柄 10. 证实胃管在胃内后，用胶布固定于一侧鼻翼及颊部 11. 鉴别胃管是否在胃内的方法：①胃管末端接注射器抽吸，有胃液抽出；②置听诊器于胃部，用注射器从胃管注入10ml空气，听到气过水声；③当患者呼气时，将胃管末端置于水杯液体中，无气泡逸出 12. 以一手折起胃管末端加以固定，另一只手以灌注食物注射器抽吸少量温开水注入胃内，再缓缓注入流食或药液，注入量不超过200ml，再注入少量（20～50ml）温开水。用营养泵持续滴入时，将流食放在专用容器内，滴注端接胃管。可连续滴注 13. 灌注食物毕将胃管末端抬高反折，用纱布包好，用橡皮圈或夹子夹紧，用别针固定胃管于患者枕旁或衣服上 14. 协助患者取舒适卧位，整理用物，所有用物每日消毒1次 15. 整理用物和床单位。询问患者有无腹胀及腹部不适的感觉 16. 拔管：携拔管用物至患者床旁。将弯盘置于患者颌下，揭去固定的胶布，将胃管末端夹紧放于弯盘内。用纱布包裹近鼻孔处的胃管，边拔边用纱布擦胃管，拔到咽喉处时迅速拔出，以免液体滴入气管。拔出后将胃管盘起放在弯盘中，协助患者漱口，清洁患者口、鼻、面部，擦净胶布痕迹，整理床单位及用物，协助患者取舒适体位，感谢患者的合作
指导患者 （10分）	1. 告知患者插胃管和鼻饲可能造成的不良反应 2. 告知患者鼻饲操作过程中的不适及配合方法 3. 指导患者在恶心时做深呼吸或吞咽动作 4. 指导患者在戴管过程中的注意事项，避免胃管脱出

续　表

项　目	技术操作要求
提问(10分)	目的、注意事项及相关理论知识

【注意事项】

1. 插管动作应轻稳,特别在通过食管 3 个狭窄处(环状软骨水平处、平气管分叉处、膈肌处)时尤其注意,避免损伤食管黏膜。

2. 插管过程中患者出现呛咳、呼吸困难、发绀等,表示误入气管,应立即拔出,休息片刻重插。

3. 昏迷患者插管时,应将患者头向后仰,当胃管插入会厌部时约 15cm,左手托起头部,使下颌靠近胸骨柄,加大咽部通道的弧度,使管端沿后壁滑行,插至所需长度。

4. 每天检查胃管插入的深度,鼻饲前检查胃管是否在胃内,并检查患者有无胃潴留,胃内容物超过 150ml 时,应当通知医师减量或暂停鼻饲。灌注食物速度不宜过快,每次鼻饲量不超过 200ml,间隔时间不少于 2h。

5. 鼻饲给药时应先研碎,溶解后注入,鼻饲前后均应用 20ml 水冲洗导管,防止管道堵塞。

6. 鼻饲混合流食,应当间接加温,以免蛋白凝固。

7. 长期鼻饲者,应每天进行口腔护理,清醒患者协助漱口,注意保护鼻腔黏膜,每日应清洁鼻腔并注意更换胶布,胃管应每周更换 1 次,硅胶鼻饲管可酌情延长更换时间。于晚间末次喂食后管拔出,次晨再从另一侧鼻孔插入。

二、洗　胃　法

【目的】

1. 通过实施洗胃抢救中毒患者,清除胃内容物,减少毒物吸收,利用不同的灌洗液中和解毒。

2. 减轻胃黏膜水肿,预防感染。

【方法及标准】

洗胃操作方法及评分标准:100分。

项　目	技术操作要求
操作准备 (10分)	1. 护士准备:衣帽整洁,洗手,戴口罩 2. 用物准备:①口服洗胃,一次性围裙、治疗碗、水桶、压舌板、洗胃液、标本瓶;②自动洗胃机,治疗盘内置治疗碗、胃管(用无菌巾包裹)、镊子、纱布、弯盘、液状石蜡、棉签、橡皮单、治疗巾、胶布,必要时备压舌板、舌钳、开口器,盛水桶2个分别盛灌洗液和污水
评估患者 (15分)	1. 了解患者病情,安抚患者,取得患者合作 2. 对中毒患者,了解患者服用毒物的名称、剂量及时间等 3. 评估患者口鼻腔皮肤及黏膜有无损伤、炎症或其他情况
操作要点 (65分)	1. 口服洗胃法:患者取坐位,取下患者活动义齿,将一次性围裙围至患者胸前,水桶放于患者面前;用压舌板刺激患者咽后壁或舌根诱发呕吐,遵医嘱留取毒物标本送检;协助患者每次饮洗胃液300~500ml,用压舌板刺激患者咽后壁或舌根诱发呕吐,如此反复进行,直至洗出液水清,嗅之无味为止 2. 自动洗胃机洗胃法:连接洗胃机并打开电源;患者取左侧卧位,昏迷者取去枕平卧位,头偏向一侧;取下患者活动义齿,取一次性围裙围于胸前,置弯盘及纱布于口角旁;润滑胃管,据患者情况选择胃管插入的深度;确定胃管在胃内后,遵医嘱留取毒物标本送检;连接洗胃机管道,调节参数,每次注入洗胃液300~500ml;洗胃过程中,密切观察患者病情、生命体征变化及洗胃情况,观察洗胃液出入量的平衡、洗出液的颜色、气味
提问(10分)	目的、注意事项及相关理论知识

【注意事项】

1. 插管时动作要轻快,切勿损伤患者食管及误入气管。

2. 患者中毒物质不明时,及时抽取胃内容物送检,应用温开水或生理盐水洗胃。

3. 患者洗胃过程中出现血性液体,立即停止洗胃。

4. 幽门梗阻患者,洗胃宜在饭后 4~6h 或空腹时进行,并记录胃内潴留量,以了解梗阻情况,供补液参考。

5. 吞服强酸、强碱等腐蚀性毒物患者,切忌洗胃,以免造成胃穿孔。

6. 及时准确记录灌注液名称、液量,洗出液量及其颜色、气味等洗胃过程。

7. 保证洗胃机性能处于备用状态。

三、灌 肠 法

(一)大量不保留灌肠法

【目的】

1. 清洁肠道,为手术、分娩或检查的患者进行肠道准备。

2. 刺激患者肠蠕动,软化粪便,解除便秘,排除肠内积气,减轻腹胀。

3. 稀释和清除肠道内有害物质,减轻中毒。

4. 灌入低温液体,为高热患者降温。

常用的灌肠溶液如下。

1. 0.2%~0.5%的温肥皂水 500~1000ml,温度 39~41℃。

2. 生理盐水。

3. 降温时用等渗的冷盐水 28~32℃,中暑患者可用 4℃等渗盐水。

【方法及标准】

大量不保留灌肠操作方法及评分标准:100 分。

项　目	技术操作要求
操作准备 (10 分)	1. 护士准备:衣帽整洁,洗手、戴口罩 2. 用物准备:治疗盘内置灌肠筒 1 套(橡胶管和玻璃接管全长 120cm)内盛灌洗液或一次性灌肠器,血管钳或夹子、弯盘、肛管(置弯盘内)、油布、治疗巾、卫生纸、便盆及便盆布、输液架、屏风、量筒、水温计、液状石蜡、无菌棉签

续 表

项　目	技术操作要求
评估患者 （10分）	1. 询问、了解患者的身体状况、排便情况 2. 向患者解释灌肠的目的，取得患者的配合
操作要点 （65分）	1. 备齐用物携至患者床旁，核对患者床号、姓名等，并向患者及其家属解释目的和需配合事项，以取得合作。关门、窗，用屏风遮挡患者，嘱患者排尿 2. 协助患者取左侧卧位，双膝屈曲，脱裤至膝部，移臀部靠近床沿（对不能自控排便者可取仰卧位，臀下放便盆），将油布和治疗巾垫于臀下，弯盘置臀旁，盖好盖被 3. 挂灌肠筒于输液架上，液面距肛门40～60cm。连接肛管放出少量溶液，排尽管内气体，用血管钳夹紧橡胶管 4. 用液状石蜡润滑肛管前端 5. 左手分开臀部，暴露肛门，嘱患者深呼吸，右手持肛管轻轻插入直肠7～10cm，若插入受阻，稍停片刻，再继续插入。然后左手固定肛管，右手打开血管钳，使溶液缓缓流入，并观察反应。如溶液流入受阻，可移动或挤压肛管，检查有无粪块阻塞。如患者有便意，嘱其做深呼吸，同时适当调低灌肠筒，减慢流速 6. 待溶液将要灌完时，夹紧橡胶管，拔出肛管放入弯盘内。擦净肛门，嘱患者平卧，尽可能忍耐10min后再排便，以利于粪便软化。能下床的患者协助其如厕排便或提供便盆，不能下床者，将便盆、卫生纸、呼叫器放在易取处。排便后及时取出便盆，撤去油布和治疗巾 7. 帮助患者穿裤，协助患者取舒适卧位。整理床单位 8. 打开门窗，撤去屏风，倒掉粪便，分类整理用物，放回原处。洗手并记录灌肠结果。了解患者的感受，询问感觉有无不适。告知患者灌肠后的注意事项，如有不适、不方便及时通知值班人员

续表

项　目	技术操作要求
指导患者 （10分）	1. 灌肠过程中,患者有便意,指导患者做深呼吸,同时适当调低灌肠筒的高度,减慢流速 2. 指导患者如有心慌、气促等不适症状,立即平卧,避免意外的发生
提问(5分)	目的、注意事项及相关理论知识

【注意事项】

1. 注意患者保暖,防止受凉。

2. 准确掌握灌肠液的量、温度、浓度、流速和压力。

3. 对急腹症、妊娠早期、消化道出血的患者禁止灌肠;肝性脑病患者禁用肥皂水灌肠;伤寒患者灌肠量不能超过500ml,液面距肛门不得超过30cm。

4. 对患者进行降温灌肠,灌肠后保留30min后再排便,排便后30min测体温。

5. 灌肠过程中应随时观察患者的病情变化,如患者出现脉速、出冷汗、面色苍白、剧烈腹痛等症状时,应立即停止灌肠,并与医师联系给予紧急处理。

6. 伤寒患者灌肠时溶液不超过500ml,液面不得超过肛门30cm。

(二)小量不保留灌肠法

【目的】

1. 排除肠道积气,减轻腹胀。

2. 为腹部或盆腔手术后患者及老、幼患者解除腹胀和便秘。

常用的灌肠溶液:"1、2、3"溶液(50%硫酸镁30ml、甘油60ml、温开水90ml,温度39℃)和油剂(甘油与温开水各60～90ml)。

【方法及标准】

小量不保留灌肠操作方法及评分标准:100分。

项 目	技术操作要求
操作准备 (10分)	1. 护士准备:衣帽整洁,洗手、戴口罩 2. 用物准备:治疗盘内置注洗器或小容量灌肠筒,肛管(20～22号)置于弯盘内。另备量杯、温开水5～10ml、卫生纸、尿垫、润滑油、血管钳、棉签、水温计、便盆、屏风
评估患者 (10分)	1. 询问、了解患者的身体状况、排便情况 2. 向患者解释灌肠的目的,取得患者的配合
操作要点 (65分)	1. 备齐用物携至患者床旁,核对患者床号、姓名等,并向患者及其家属解释目的和需配合事项,以取得合作。关门窗,用屏风遮挡患者,嘱患者排尿 2. 协助患者取左侧卧位,双膝屈曲,脱裤至膝部,移臀部靠近床沿,将尿垫垫于臀下,弯盘置臀旁,盖好盖被 3. 润滑肛管前端,注洗器吸取溶液连接肛管排气后,以血管钳夹紧肛管 4. 分开臀部,暴露肛门,右手将肛管轻轻插入直肠内7～10cm,松开血管钳,注入溶液,注液完毕,抬高肛管末端,使溶液全部注入后,反折肛管,用卫生纸包裹肛管前端,轻轻拔出置于弯盘内。嘱患者忍耐10～20min以利于粪便软化。不能自理者协助排便 5. 帮助患者穿裤,协助患者取舒适卧位;整理床单位;分类清理用物,记录
指导患者 (10分)	1. 灌肠过程中,患者有便意,指导患者做深呼吸 2. 嘱患者尽可能延长保留灌肠液的时间,以利于粪便软化
提问(5分)	目的、注意事项及相关理论知识

【注意事项】

参阅大量不保留灌肠。

(三)保留灌肠法

【目的】

1. 将药物自肛门灌入,保留在肠道内,通过肠黏膜吸收,达到治疗目的。

2. 用于镇静、催眠及治疗肠道感染。

常用的灌肠溶液:0.5%~1%新霉素、10%水合氯醛及其他抗生素,药液量不超过200ml,温度39~41℃。

【方法及标准】

保留灌肠操作方法及评分标准:100分。

项　目	技术操作要求
操作准备 (10分)	1. 护士准备:衣帽整洁,洗手、戴口罩 2. 用物准备:治疗盘内置注洗器或小容量灌肠筒、肛管(14或16号)、量杯、温开水5~10ml、卫生纸、尿垫、润滑油、血管钳,另备便盆、屏风
评估患者 (10分)	1. 询问、了解患者的身体状况、排便情况 2. 向患者解释灌肠的目的,取得患者的配合
操作要点 (65分)	1. 备齐用物携至患者床旁,核对患者床号、姓名等,并向患者及其家属解释目的和需配合事项,以取得合作。关门窗,屏风遮挡,嘱患者先排便,以利于药物吸收 2. 根据病情协助患者取合适卧位(慢性菌痢患者宜取左侧卧位,阿米巴痢疾患者宜取右侧卧位),抬高臀部10cm,有利于药物吸收 3. 润滑肛管,自肛门插入肛管15~20cm,液面距肛门<30cm,缓慢注入药液,便于药物保留 4. 药液注入完毕后,反折肛管,用卫生纸包裹肛管前端,轻轻拔出置于弯盘内。用卫生纸在肛门处轻轻按揉,嘱患者尽可能忍耐,使药液保留1h以上,利于药物吸收 5. 整理床单位。协助患者取舒适卧位。分类清理用物,记录
指导患者 (10分)	1. 嘱患者尽可能延长药物保留时间,利于药物吸收 2. 解释保留灌肠的目的及注意事项
提问(5分)	目的、注意事项及相关理论知识

【注意事项】

1. 根据灌肠目的和病变部位,采取合适的卧位。
2. 肠道疾病患者在晚间睡眠前灌入药液为宜;肛门、直肠、结肠手术后及大便失禁者不宜做保留灌肠。
3. 灌肠前应将药液摇匀。

四、肛管排气法

【目的】

排除肠腔内积气,减轻腹胀。

【方法及标准】

肛管排气操作方法及评分标准:100 分。

项　　目	技术操作要求
操作准备 (10 分)	1. 护士准备:衣帽整洁、洗手、戴口罩 2. 用物准备:治疗盘内备肛管、玻璃接管、橡胶管、玻璃瓶(内盛 3/4 水)、瓶口系带、棉签、润滑剂、胶布(1cm×15cm)、橡胶圈及别针、弯盘、卫生纸、屏风
评估患者 (10 分)	1. 患者的病情、腹胀情况 2. 患者的意识状态、生命体征、肛门皮肤黏膜情况 3. 患者的心理情况、理解与合作程度
操作要点 (60 分)	1. 将用物携至床旁,核对床号、姓名,做好解释,取得配合。关闭门窗,屏风遮挡 2. 协助患者取左侧卧位,注意遮挡患者,只暴露肛门 3. 将玻璃瓶系于床边,橡胶管一端插入瓶内液面下,另一端与肛管相连 4. 润滑肛管前端,嘱患者张口呼吸,将肛管自肛门轻轻插入 15～18cm,用胶布固定于臀部,橡胶管留出足够翻身的长度,用别针固定在床单上 5. 观察排气情况,如瓶中见气泡逸出,说明有气体排出;如瓶中气泡很少或无,则说明排气不畅,应帮助患者更换卧位或按摩腹部

续 表

项 目	技术操作要求
操作要点 （60分）	6. 保留肛管不超过20min 7. 拔出肛管,清洁肛门,协助患者取舒适体位,询问患者腹胀有无减轻 8. 整理床单位,清理用物,洗手后记录
指导患者 （10分）	1. 指导患者配合的方法 2. 解释肛管排气的意义及注意事项
提问(10分)	目的、注意事项及相关理论知识

【注意事项】

1. 橡胶管长度应足够长,便于患者更换体位。

2. 如排气不畅,协助更换体位或顺时针按摩腹部,促进排气。

3. 肛管保留时间不宜过长,如病情需要,2～3h后可再次肛管排气。

第十一节　泌尿道护理技术

一、女患者导尿法

【目的】

1. 采集患者尿标本做细菌培养。

2. 为尿潴留患者引流尿液,减轻痛苦。

3. 用于患者术前膀胱减压及下腹、盆腔器官手术中持续排空膀胱,避免术中误伤。

4. 患者尿道损伤早期或者手术后作为支架引流,经导尿管对膀胱进行药物灌注治疗。

5. 患者昏迷、尿失禁或会阴部有损伤时,留置导尿管以保持局部干燥、清洁,避免尿液的刺激。

6. 抢救休克或者危重患者,准确记录尿量、比重,为病情变化提供依据。

7. 为患者测定膀胱容量、压力及残余尿量,向膀胱注入造影药或气体等以协助诊断。

【方法及标准】

女患者导尿操作方法及评分标准:100分。

项　目	技术操作要求
操作准备 (10分)	1. 护士准备:衣帽整洁、洗手、戴口罩 2. 用物准备:①治疗盘内置一次性无菌导尿包,内有弯盘2个,12号及14号导尿管各1根、血管钳2把、小药杯、棉球数个、孔巾、消毒液、液状石蜡、标本瓶或试管、无菌手套、无菌持物钳及容器。②垫巾、橡胶单、便盆及便盆布、胶布、屏风。③无菌外阴消毒包内置弯盘、治疗碗(内放大棉球8～10个)、血管钳或镊子1把、单只左手套
评估患者 (10分)	1. 评估患者病情,了解患者膀胱充盈度及局部皮肤情况 2. 向患者解释导尿的目的、注意事项,取得患者的配合
操作要点 (70分)	1. 携用物至患者床旁,核对床号、姓名;告知患者操作中的配合方法。将便盆放于右侧床下;关闭门窗,为患者遮挡;能自理的患者,嘱其自行洗净会阴,不能自理者应给予协助 2. 操作者站在患者一侧,拆开右下被角并折向对侧暴露双侧下肢,协助患者脱去对侧裤腿盖在近侧腿上,对侧腿和上身用被遮盖,协助患者取仰卧屈膝位,双腿略外展,暴露外阴 3. 将橡胶单、垫巾垫于患者臀下 4. 打开外阴消毒包,弯盘置于近外阴处,把治疗碗放于患者两腿之间,倒入消毒液制成消毒棉球,进行初步消毒 5. 戴左手套,右手持血管钳夹棉球,擦洗顺序是大腿内侧1/3处、阴阜、大阴唇,再以左手拇、示指分开大阴唇,擦小阴唇及尿道口到肛门(由外向内,由上向下擦洗)。每个棉球只用1次

续 表

项 目	技术操作要求
操作要点 (70分)	6. 在患者两腿之间打开导尿包,按无菌技术操作打开内层治疗巾(开包后用无菌持物钳夹取物品)盛棉球的小药杯放于右下角的包布上,倒入消毒液 7. 戴无菌手套,铺孔巾使其与导尿包形成一无菌区,排列好无菌物品将消毒外阴的用物放于近会阴处,以免跨无菌区 8. 用液状石蜡棉球滑润导尿管前端 9. 将弯盘移近外阴处,左手拇、示指分开小阴唇并固定,右手持血管钳夹消毒棉球,自上而下,由里向外分别消毒尿道口→小阴唇→尿道口,每个棉球只用1次 10. 左手继续固定小阴唇,右手用血管钳持导尿管对准尿道口轻轻插入4~6cm,见尿后再插入1~2cm,松开固定小阴唇的手,固定导尿管。如需做尿培养,用无菌标本瓶接取中段尿液5ml,盖好瓶盖 11. 导尿毕,拔出尿管,撤去孔巾,擦净外阴,脱手套 12. 协助患者穿好裤子,取舒适卧位,整理床单位,并感谢患者的配合 13. 分类清理用物、撤去屏风、打开门窗、洗手、记录
指导患者 (5分)	1. 操作前告知患者导尿的目的和意义 2. 指导患者放松,在插管过程中协调配合,避免污染
提问(5分)	目的、注意事项及相关理论知识

【注意事项】

1. 严格无菌技术操作,以防止尿路感染。
2. 注意保护患者自尊,耐心解释;操作环境要遮挡。
3. 导尿时如尿管误入阴道,应更换导尿管重新插入。
4. 尿潴留患者一次放出尿量不应超过1000ml,以防出现虚脱和血尿。

二、男患者导尿法

【目的】

同女患者导尿法。

【方法及标准】

男患者导尿操作方法及评分标准:100分。

项　目	技术操作要求
操作准备 (10分)	1. 护士准备:衣帽整洁、洗手、戴口罩 2. 用物准备:①治疗盘内置一次性无菌导尿包,内有弯盘2个,12号及14号导尿管各1根、血管钳2把、小药杯、棉球数个、孔巾、消毒液、液状石蜡、标本瓶或试管、无菌手套、无菌持物钳及容器。②垫巾、橡胶单、便盆及便盆布、胶布、屏风。③无菌外阴消毒包内置弯盘、治疗碗(内放大棉球8~10个)、血管钳或镊子1把、单只左手套
评估患者 (10分)	1. 评估患者病情,了解患者膀胱充盈度及局部皮肤情况 2. 向患者解释导尿的目的、注意事项,取得患者的配合
操作要点 (70分)	1. 将用物携至患者床旁,核对床号姓名,将便盆放于右侧床下;关闭门窗,为患者遮挡;能自理的患者,嘱其自行洗净会阴,不能自理者应给予协助 2. 操作者站在患者一侧,拆开右下被角并折向对侧暴露双侧下肢,协助患者脱去对侧裤腿盖在近侧腿上,对侧腿和上身用被遮盖,协助患者取仰卧屈膝位,双腿略外展,暴露外阴,垫巾垫于臀下 3. 清洁会阴,用肥皂水棉球依次擦洗左右腹股沟、阴阜、阴茎、阴囊,用无菌纱布裹住阴茎,将包皮向后推以暴露尿道口,自尿道口向外旋转擦拭数次,每个棉球只用1次。垫无菌纱布于阴囊与阴茎之间 4. 将橡胶单、垫巾垫于患者臀下

续 表

项 目	技术操作要求
操作要点 (70分)	5. 打开外阴消毒包,弯盘置于近外阴处,把治疗碗放于患者两腿之间,倒入消毒液制成消毒棉球,进行初步消毒。顺序是阴阜、阴茎、阴囊,用无菌纱布裹住阴茎将包皮向后推,从尿道口螺旋擦拭阴茎头至冠状沟数次,由外向内,自上而下。每个棉球只用1次 6. 在患者两腿之间打开导尿包,按无菌技术操作打开内层治疗巾(开包后用无菌持物钳夹取物品)盛棉球的小药杯放于右下角的包皮上,倒入消毒液 7. 戴无菌手套,铺孔巾使其与导尿包形成一无菌区,排列好无菌物品将消毒外阴的用物放于近会阴处,以免跨无菌区 8. 用液状石蜡棉球滑润导尿管前端 9. 将弯盘移近外阴处,左手用纱布包裹阴茎,提起阴茎与腹部成60°,将包皮后推露出尿道口,以血管钳夹消毒棉球螺旋式擦拭尿道口、阴茎头至冠状沟 10. 右手持止血钳夹住导尿管轻轻插入尿道,尿管进入20~22cm见有尿液后再继续插入1~2cm,固定导尿管。按医嘱留取标本送检(方法同女患者导尿) 11. 导尿毕,拔出尿管,撤去孔巾,擦净外阴,脱手套 12. 协助患者穿好裤子,取舒适卧位,整理床单位,并感谢患者的配合 13. 分类清理用物、撤去屏风、打开门窗、洗手、记录
指导患者 (5分)	1. 操作前告知患者导尿的目的和意义 2. 指导患者放松,在插管过程中协调配合,避免污染
提问(5分)	目的、注意事项及相关理论知识

【注意事项】

1. 严格无菌技术操作,以防止尿路感染。
2. 保护患者,注意遮挡。
3. 消毒时要注意包皮和冠状沟的消毒。
4. 插导尿管遇阻力时,嘱患者缓慢深呼吸,慢慢插入导尿管。

5. 尿潴留患者一次放出尿量不应超过 1000ml,以防出现虚脱和血尿。

三、留置导尿法

【目的】

1. 抢救危重、休克患者时,准确记录尿量,测量尿比重。
2. 盆腔内器官手术前,排空膀胱,避免术中误伤。
3. 某些泌尿系统疾病,术后留置导尿管,便于持续引流和冲洗,并可减轻手术切口的张力,有利于愈合。
4. 昏迷、截瘫或会阴有伤口者,可保持会阴清洁、干燥。
5. 为尿失禁患者行膀胱功能训练。

【方法及标准】

留置导尿操作方法及评分标准:100 分。

项 目	技术操作要求
操作准备 (10 分)	1. 护士准备:衣帽整洁、洗手、戴口罩 2. 用物准备:同导尿法。另备无菌引流袋、胶布、别针、普通导尿管或双腔气囊导尿管,宽胶布一段和剪刀
评估患者 (10 分)	1. 评估患者病情,了解患者膀胱充盈度及局部皮肤情况 2. 向患者解释导尿的目的、注意事项,取得患者的配合
操作要点 (65 分)	1. 按导尿术操作插入尿管 2. 固定导尿管 (1)普通导尿管可采用胶布固定法:①女患者导尿管固定法,取宽 4cm、长 12cm 胶布 1 块,在长 2/3 处撕成 3 条,另 1/3 完整部分贴在阴阜上,撕开的条中间一条螺旋形缠贴在导尿管上,其余两条分别交叉贴在对侧大阴唇上。再用一条胶布将尿管固定于一侧大腿内侧。②男患者导尿管固定法,取长 12cm、宽 2cm 的胶布,在长 1/3 处两侧各剪一个小口,折叠成无胶面,制成单翼蝶形胶布。将两条蝶形胶布分别固定在阴茎两侧,再用细长胶布螺旋形固定在阴茎上,开口向上,勿使两端重叠,以免影响血液循环导致阴茎水肿,在距尿道口 1cm 处用胶布将折叠的两条胶布贴在导尿管上。再用一条胶布将导尿管固定于大腿内侧

续 表

项 目	技术操作要求
操作要点 (65分)	(2)双腔气囊导尿管固定法:①插入导尿管见尿后,再插入5~7cm;②向气囊内注入适量(10~15ml)无菌生理盐水,轻拉导尿管有阻力感,即证实导尿管已固定于膀胱内 3. 检查引流袋,取出引流管与导尿管相连接,固定于床边 4. 整理床单位、清理用物、撤去屏风、打开门窗、洗手、记录
指导患者 (10分)	1. 指导患者放松,在插管过程中协调配合,避免污染 2. 指导留置导尿管期间保证充足入量,预防发生感染和结石 3. 告知患者在留置导尿管期间防止导尿管打折、弯曲、受压、脱出等情况发生,保持通畅 4. 告知患者保持尿袋高度低于耻骨联合水平,防止逆行感染 5. 指导长期留置导尿管的患者进行膀胱功能训练及骨盆底肌的锻炼,以增强控制排尿的能力
提问(5分)	目的、注意事项及相关理论知识

【注意事项】

1. **保持尿液引流通畅**　①防止管道受压、扭曲、堵塞;②鼓励患者多饮水、勤翻身,以利排尿,避免感染与结石;③经常观察尿液有无异常,如发现尿液混浊、沉淀或结晶,应及时送检并行膀胱冲洗。

2. **防止逆行感染**　①定时排放引流袋尿液,测量尿量并记录。倾倒时导尿管末端须低于耻骨联合高度。如为一次性储尿袋,可打开袋下端的调节器放出尿液。②每日更换引流管及引流袋,每1~2周更换导尿管。③每日清洁消毒尿道口及外阴1~2次,保持局部干燥、清洁。

3. **恢复膀胱张力**　长期留置导尿管者,在拔管前应先锻炼膀胱的发射功能。可定期开放导尿管引流,训练膀胱充盈和排空。

4. **合理固定导尿管**　如用普通导尿管,应剃去阴毛,以便于粘贴胶布固定导尿管;如用双腔气囊导尿管,插入前检查气囊有无漏气;固定时,膨胀的气囊不宜卡在尿道内,避免损伤尿道黏膜。

第十二节　各种标本的采集技术

一、痰标本采集法

【目的】

根据医嘱采集患者痰标本,进行临床检验,为诊断和治疗提供依据。

1. 收集痰的常规标本,做涂片查细胞、细菌或虫卵。
2. 收集痰的培养标本,检查痰中的致病菌,明确诊断。
3. 收集 24h 痰标本,用于观察 1d 中的痰量或性状。

【方法及标准】

痰标本采集操作方法及评分标准:100 分。

项　目	技术操作要求
操作准备 (10 分)	1. 护士准备:衣帽整洁、洗手、戴口罩、必要时戴手套 2. 用物准备:检验单,常规痰标本准备集痰盒,24h 痰标本准备容积约 500ml 的清洁广口容器,培养标本准备无菌集痰器,漱口溶液 200ml
评估患者 (10 分)	1. 询问、了解患者身体状况,向患者解释标本采集的目的、意义、方法和注意事项,取得配合 2. 观察患者口腔黏膜有无异常和咽部情况
操作要点 (60 分)	1. 携用物至床旁,核对患者床号、姓名,向患者或其家属解释留取痰标本的目的、方法及配合注意事项,以取得合作 2. 常规标本:①能自行排痰的患者,嘱其晨起后漱口,去除口腔中的杂质,深呼吸数次后用力咳出气管深处的痰液(晨起后第一口痰液),盛于集痰盒内送检。如查癌细胞,应立即送检或用 95%乙醇或 10%甲醛溶液固定后送检。②无法咳痰或不合作的患者,协助患者取适当体位,自下而上叩击患者背部数次,将特殊集痰器分别连接吸痰管和电动吸引器,按吸痰法将痰液吸入集痰器内,加盖

续 表

项 目	技术操作要求
操作要点 (60分)	3. 24h痰标本:注明留取起止时间,嘱患者从晨起漱口后第一口痰开始留取,至次日晨起漱口后第一口痰作为结束,将24h的全部痰吐入集痰器内,并嘱不可将唾液、漱口水、鼻涕等混入,及时送检 4. 培养标本:清晨起床后先用漱口溶液漱口,再用清水漱口,深呼吸数次后用力咳出气管深处的痰液,将痰液吐入无菌集痰器内,加盖,立即送检。昏迷患者可用吸痰法吸取痰液 5. 为人工辅助呼吸者吸痰时,要戴无菌手套,将痰液收集器连接在负压吸引器上,正确留取标本 6. 协助患者取舒适卧位;分类整理用物,洗手;做好记录
指导患者 (15分)	1. 告知患者检查目的、采集方法、采集时间 2. 指导患者正确留取痰标本,告知患者留取痰液前要先漱口,然后深吸气,用力咳出第一口痰,留于容器中 3. 告知患者不可将唾液、漱口水、鼻涕等混入痰中
提问(5分)	目的、注意事项及相关理论知识

【注意事项】

1. 护士在采集过程中要注意根据检查目的选择正确的容器。
2. 患者做痰培养及找瘤细胞检查时,应及时送检。
3. 留取24h痰液时,要注明起止时间。

二、咽拭子标本采集法

【目的】

从咽部和扁桃体取分泌物做细菌培养或病毒分离。

【方法及标准】

咽拭子标本采集操作方法及评分标准:100分。

项　目	技术操作要求
操作准备 （10分）	1. 护士准备：衣帽整洁、洗手、戴口罩、必要时戴手套 2. 用物准备：检验单。咽拭子培养管、乙醇灯、火柴、压舌板、手电筒，无菌生理盐水等
评估患者 （10分）	1. 了解患者病情、口腔黏膜和咽部感染情况 2. 向患者解释，取得配合
操作要点 （65分）	1. 携用物至床旁，核对患者床号、姓名，向患者或其家属解释留取咽拭子培养标本的目的、方法及配合注意事项，以取得合作 2. 协助患者用清水漱口，点燃乙醇灯，然后让患者张口发"啊"音，暴露咽喉（必要时用压舌板将舌压下） 3. 取出培养管中的拭子，轻柔、迅速地擦拭两腭弓、咽及扁桃体上的分泌物（做真菌培养时，必须在口腔溃疡面采集分泌物） 4. 取毕，将培养管口在乙醇灯火焰上消毒 5. 将拭子插入培养管中，塞紧瓶塞 6. 注明标本留取时间，及时送检 7. 协助患者取舒适卧位，感谢患者的配合 8. 分类整理用物，洗手，做好记录
指导患者 （10分）	告知患者检查目的、采集方法、采集时间
提问（5分）	目的、注意事项及相关理论知识

【注意事项】

1. 操作过程中，应注意瓶口消毒，保持容器无菌。
2. 最好在使用抗菌药物治疗前采集标本。
3. 做真菌培养时，必须在口腔溃疡面采集分泌物。
4. 注意拭子不要触及其他部位，保证所取标本的准确性。
5. 避免在进食2h内留取标本，以防呕吐。

三、静脉血标本采集法

【目的】

1. 全血标本　测定血液中某些物质的含量,如血糖、尿素氮等。
2. 血清标本　用血清免疫学方法检测抗体或抗原或测定血清酶、脂类、电解质、肝功能等。
3. 血培养标本　培养血液中的致病菌等。
4. 血浆标本。适合于内分泌激素、血栓和止血检测等。

【方法及标准】

静脉血标本采集操作方法及评分标准:100 分。

项　目	技术操作要求
操作准备 10 分	1. 护士准备:衣帽整洁、洗手、戴口罩、必要时戴手套 2. 用物准备:治疗盘内置一次性 5~10ml 注射器或采血针、一次性手套、2%碘酊、75%乙醇、棉签、止血带、弯盘、小枕、检验单、标本容器(干燥试管、抗凝试管或血培养瓶或真空采血管)
评估患者 (10 分)	1. 询问患者是否按照要求进行采血前准备,例如是否空腹等 2. 评估患者局部皮肤及血管情况
操作要点 (65 分)	1. 携用物至床旁,核对患者床号、姓名等,并解释以取得合作 2. 选合适的静脉,铺垫巾,在穿刺处上部约 6cm 处系止血带,常规消毒皮肤 3. 左手拇指绷紧静脉下端皮肤,右手持注射器针头斜面向上,与皮肤成 20°进针,刺入静脉,见回血后抽出适量血液 4. 松开止血带,以干棉签置穿刺点处迅速拔出针头,按压局部片刻 5. 根据检查目的不同将标本置于不同容器中 6. 采全血标本时,取下针头,慢慢注入抗凝试管中,轻轻转动试管防止血液凝固 7. 取血清标本时,取下针头,缓慢注入干燥试管中,勿将泡沫注入;避免振荡,以防红细胞破裂而造成溶血

续表

项 目	技术操作要求
操作要点 （65分）	8. 采血培养标本时，培养瓶有两种，一种是密封瓶，另一种是三角烧瓶，瓶口以硅胶塞及纱布严密包封，以前者为常用。注入密封瓶时除去铝盖中心部，用2%碘酊、75%乙醇消毒瓶盖，更换针头后将抽出的血液注入瓶内，轻轻摇匀；注入三角烧瓶时先将纱布松开，取出塞子，迅速在乙醇灯火焰上消毒瓶口，轻轻摇匀，再将硅胶塞经火焰消毒后塞好，扎紧封瓶纱布 9. 如戴手套者先脱手套、洗手 10. 协助患者取舒适体位，并感谢患者的配合。分类整理用物和环境。标本连同检验单及时送检
指导患者 （10分）	1. 按照检验的要求，指导患者采血前做好准备 2. 采血后，指导患者采取正确按压方法
提问（5分）	目的、注意事项及相关理论知识

【注意事项】

1. 如一次穿刺失败，重新穿刺需更换部位及注射器。

2. 采全血标本时，将血液注入有抗凝药的试管内，立即轻轻摇匀使血液和抗凝药混匀，避免血液凝固。

3. 需空腹采血时，应提前通知患者。

4. 采集血培养标本时，应防止污染。除严格遵守无菌技术操作外，抽血前要检查培养基是否符合要求，瓶塞是否干燥，培养液是否足够等。

5. 根据不同的检验目的选择标本容器及计算所需采血量。一般血培养取血量为5ml，亚急性细菌性心内膜炎患者，为提高培养阳性率，采血量增至10～15ml。

6. 严禁在输液、输血的针头处抽取血标本，以免影响检验结果。应在对侧肢体采取。

7. 同时抽取几个项目的血标本，一般应先注入血培养瓶，其次注入抗凝管,最后注入干燥试管,动作需迅速准确。均不能将泡沫注入标本容器内。

四、动脉血标本采集法

【目的】

采集动脉血,进行血气分析,判断氧合情况,为治疗提供依据。

【方法及标准】

动脉血标本采集操作方法及评分标准:100分。

项　目	技术操作要求
操作准备 (10分)	1. 护士准备:衣帽整洁、洗手、戴口罩,必要时戴手套 2. 用物准备:血气针或0.5%肝素(125U)、5ml注射器、橡胶塞各1个。2%碘酊、75%乙醇、无菌棉签、小沙袋、止血带、弯盘、检验单
评估患者 (10分)	1. 询问、了解患者身体状况,了解患者吸氧状况或呼吸机参数的设置。评估患者穿刺部位皮肤及动脉搏动情况 2. 向患者解释动脉采血的目的及穿刺方法,取得患者配合
操作要点 (65分)	1. 携用物至患者床旁,查对床号、姓名,向患者或其家属解释留取动脉血标本的目的、方法及配合注意事项,以取得合作 2. 协助患者取舒适体位,暴露穿刺部位 3. 先抽取少量肝素湿润注射器后排尽(或使用专用血气针) 4. 选取穿刺动脉,常用穿刺部位为桡动脉、股动脉、肱动脉、足背动脉等,以动脉搏动最明显处作为穿刺点(桡动脉穿刺点位于前臂掌侧腕关节上2cm,股动脉穿刺点位于髂前上棘与耻骨结节连线中点)。如选用股动脉时,协助患者仰卧,下肢稍屈膝外展,可垫小沙袋于腹股沟下,以充分暴露穿刺部位 5. 常规消毒穿刺部位皮肤,戴无菌手套

续 表

项 目	技术操作要求
操作要点 （65分）	6. 采集标本：①动脉血气针采血，取出并检查动脉血气针，将血气针活塞拉至所需的血量刻度，血气针筒自动形成吸引等量液体的负压。用左手示指和中指在已消毒范围内触及动脉搏动最明显处，固定于两指间，右手持血气针，在两指间垂直刺入或与动脉成40°～45°迅速进针，见有鲜红色回血，固定血气针，血气针会自动抽取所需血量。②普通注射器采血，取出一次性注射器并检查，抽吸肝素0.5ml湿润注射器内壁后，弃去余液，以防止血液凝固。用左手示指和中指在已消毒范围内摸到动脉搏动最明显处，固定于两指间，右手持注射器，在两指间垂直刺入或与动脉成40°～45°迅速进针，见有鲜红色血涌入注射器时，一手固定注射器，另一手抽取所需血量 7. 采血毕，迅速拔出针头，拔针后立即将针尖斜面刺入橡皮塞或专用凝胶针帽隔绝空气 8. 将血气针轻轻转动，使血液与肝素充分混匀，立即送检 9. 垂直按压穿刺部位5～10min 10. 分类整理用物和环境，安排患者于舒适体位。做好记录
指导患者 （10分）	1. 指导患者抽取血气时尽量放松，平静呼吸，避免影响血气分析结果 2. 告知患者正确按压穿刺点，并保持穿刺点清洁、干燥
提问（5分）	目的、注意事项及相关理论知识

【注意事项】

1. 消毒面积应较静脉穿刺点大，严格执行无菌操作技术，预防感染。

2. 患者穿刺部位应当压迫止血至不出血为止。

3. 若患者饮热水、洗澡、运动，需休息30min后再取血，避免影响检查结果。

4. 做血气分析时注射器内勿有空气。

5. 标本应当立即送检，以免影响结果。
6. 有出血倾向的患者慎用。

五、粪便标本采集法

【目的】

1. 常规标本　用于检查粪便颜色、性状，有无脓血、寄生虫卵等。
2. 培养标本　用于检查粪便中的致病菌。
3. 隐血标本　用于检查粪便内肉眼不能观察到的微量血液。
4. 寄生虫及虫卵标本　用于检查粪便中的寄生虫、幼虫及虫卵计数等。

【方法及标准】

粪便标本采集操作方法及评分标准：100分。

项　目	技术操作要求
操作准备 （10分）	1. 护士准备：衣帽整洁，洗手、戴口罩 2. 用物准备：检验单、手套。根据检验目的不同，做相应准备：①常规标本，清洁便器、便标本盒（内附竹签或检便匙）；②培养标本，消毒便器，无菌培养瓶，无菌检便匙或竹签，无菌棉签；③隐血标本，清洁便器、检便盒（内附竹签或检便匙）；④寄生虫及虫卵标本，清洁便器、便标本盒（内附竹签或检便匙），透明胶带及载玻片（查找蛲虫）
评估患者 （10分）	1. 评估患者年龄、病情、意识、治疗等情况 2. 评估患者心理状态、合作程度等
操作要点 （65分）	1. 按医嘱正确填写化验单，在检验单附联上注明科室、床号、姓名 2. 选择符合检验要求的标本容器，将检验单附联贴于容器上 3. 洗手、戴口罩，备齐用物至患者床前 4. 核对患者床号、姓名等，向患者解释留取粪便标本的目的、方法和需要配合的事项，以取得合作 5. 收集粪便常规标本：患者排便于清洁便器内，用竹签或检便匙取中央部分或黏液脓血部分5g（约蚕豆大小）放入便标本盒内。如为腹泻患者，应取脓、血、黏液等异常部分；如为水样便应取15～30ml放入容器内

续 表

项 目	技术操作要求
操作要点 （65分）	6. 收集粪便培养标本：患者排便于消毒便器内，用无菌检便匙或竹签取中央部分粪便或脓血黏液 2～5g，置于无菌标本容器中。如患者无便意时，可用长棉签蘸无菌生理盐水，插入肛门 6～7cm，沿一方向边旋转边退出棉签，放入无菌培养管中，塞紧 7. 收集寄生虫标本：①检查寄生虫卵，在粪便不同部位取带血或黏液部分 5～10g 放入便标本盒内，送检。②服驱虫药后或做血吸虫孵检检查时，应留取全部粪便送检。③检查蛲虫，在患者睡前或清晨患者刚清醒，排便前，将透明胶带贴在肛门周围处（因蛲虫常在午夜或清晨时爬到肛门处产卵），取下并将粘有虫卵的透明胶带粘贴在载玻片上立即送检。④检查阿米巴原虫，将便器加温至人的体温，排便后，将标本连同便器立即送检 8. 隐血标本：按隐血试验饮食要求患者，采集方法同粪便常规标本 9. 撤便器，给患者安置舒适体位，整理床单位，清洁、消毒便器，放回原处 10. 洗手，记录，送检
指导患者 （10分）	1. 让患者了解采集粪便标本的目的和配合要点 2. 指导患者先排空膀胱再排便，以免粪便、尿液混合影响检验结果
提问（5分）	目的、注意事项及相关理论知识

【注意事项】

1. 注意做好解释工作，取得患者的配合。严格查对防止差错。
2. 留取标本时避免排便时尿液排出。
3. 水样便应盛于容器中送检。
4. 培养标本留取时，如患者无便意时，可用长无菌棉签蘸无菌生理盐水，由肛门插入 6～7cm，顺一方向轻轻旋转后退出，将棉签置于培养管内。

5. 粪便隐血试验检查时,嘱患者检查前 3d 禁食肉类,动物肝、血,含大量叶绿素的食物和含铁剂药物。

6. 检查寄生虫时,患者服用驱虫药或做血吸虫卵检查应留取全部粪便。

7. 检查蛲虫时,注意蛲虫常在午夜或清晨时爬到肛门外产卵。

8. 留取标本后要及时送检,并做好记录。

六、尿标本采集法

【目的】

1. 尿常规标本用于检查尿液的色泽、透明度、比重、蛋白、糖、细胞和管型等。

2. 尿培养标本用于细菌培养或细菌药物敏感试验,以了解病情,协助诊断与治疗。

3. 12h 或 24h 尿标本用于各种尿生化检查或尿浓缩查找结核杆菌等。

【方法及标准】

尿标本采集操作方法及评分标准:100 分。

项 目	技术操作要求
操作准备 (10 分)	1. 护士准备:衣帽整洁、洗手、戴口罩 2. 用物准备:检验单、便器。根据检验项目,另备:①常规标本备容量为 100ml 的集尿器;②12h 或 24h 标本备容量为 3000～5000ml 的清洁广口集尿器及防腐剂(以检验项目而定);③培养标本备消毒外阴部用物、无菌试管及试管夹或备导尿术用物
评估患者 (10 分)	1. 评估患者年龄、病情、意识、治疗等情况 2. 评估患者心理状态、合作程度等
操作要点 (65 分)	1. 按医嘱正确填写检验单,在化验单附联上注明科室、床号、姓名 2. 选择符合检验要求的标本容器,将检验单附联贴于容器上

续表

项　目	技术操作要求
操作要点 (65分)	3. 洗手,戴口罩,备齐用物至患者床前 4. 核对患者床号、姓名等,向患者解释留取尿标本的目的、方法和需要配合的事项,以取得合作 5. 收集常规尿标本:嘱患者将晨起第1次尿留于标本容器内,测量尿比重需留尿100ml,其他检验留尿30～50ml,不可将粪便混于尿液中。昏迷或尿潴留患者可通过导尿术留取标本 6. 收集12h或24h尿标本:取有盖便器,贴上检验单联号,注明起止日期、时间,留取12h的尿标本,嘱患者于19:00排空膀胱后开始留取尿液,至次晨7:00排最后一次尿,若留取24h的尿标本,嘱患者于清晨7:00排空膀胱后开始留取尿液,至次晨7:00排最后一次尿,将12h或24h的全部尿液留于集尿瓶中送检 7. 收集尿培养标本:可通过导尿术或留取中段尿法采集未被污染的尿液标本。①留取中段尿法采集尿标本时,应先确认患者膀胱充盈(有尿意),按导尿术的方法清洁和消毒外阴(不铺孔巾),嘱患者持续不停顿自行排尿至便盆,弃去前段尿,以试管夹夹住无菌试管,接取中段尿5～10ml,盖紧塞子;②不能自行排尿者,插入导尿管,将尿液引出,留取标本,具体方法见导尿术 8. 撤便器,协助患者穿裤子,给患者安置舒适体位,整理床单位,清洁、消毒便器,放回原处 9. 洗手,记录,送检
指导患者 (10分)	1. 让患者了解采集尿标本的目的和配合要点 2. 指导患者按检验项目正确留取尿标本
提问(5分)	目的、注意事项及相关理论知识

【注意事项】

1. 做好解释工作,消除患者的紧张情绪,取得患者的配合。
2. 女患者月经期不宜留取尿标本。做妊娠诊断试验应留晨尿。

3. 会阴部分泌物多时,应先清洁或冲洗,再收集尿液。

4. 小儿或尿失禁患者可用尿套或尿袋协助收集。

5. 常规尿标本要及时送检,以免影响检查结果。

6. 尿培养标本留取时,消毒尿道口要从上至下,1次1个棉球,留取标本时勿触及容器口,及时送检。

7. 12h 或 24h 尿标本,必须在医嘱规定时间内留取,不可多于或少于规定的时间,以免影响检查结果。集尿瓶应放在阴凉处,根据检验要求在尿中加防腐剂。

第十三节 隔离技术

一、严密隔离

【目的】

对某些具有强烈传染性的疾病,对其飞沫、分泌物和排泄物进行消毒处理,防止病原体经空气、水、直接传播等途径向外传播。

【用物准备】

帽子、口罩、隔离衣、隔离鞋、乳胶手套、消毒液、紫外线灯、手消毒液。

【方法及程序】

1. 患者住单间病室,关闭通向走廊的门窗。

2. 接触患者必须戴口罩、帽子,穿隔离衣裤和隔离鞋,必要时戴乳胶手套,接触患者后消毒双手。

3. 患者的分泌物、呕吐物、排泄物及一切用物应严格消毒处理,无使用价值的物品、污染敷料装袋标记后进行无害化处理。

4. 病室每日用消毒液喷雾消毒1次,也可用紫外线进行空气消毒。

二、呼吸道隔离

【目的】

对由患者的飞沫和鼻咽分泌物经呼吸道传播的疾病,执行呼道隔离。

【用物准备】

帽子、口罩、紫外线灯、消毒液。

【方法及程序】

1. 同种疾病的患者可安置在一室,病室通向走廊的门窗须关闭。接触患者必须戴口罩,患者外出检查或治疗时须戴口罩。

2. 患者的口鼻分泌物及痰消毒后倾倒。接触过分泌物的用物(痰杯、饮食用具)须定期消毒。

3. 病室内每日用紫外线进行空气消毒1次。

三、消化道隔离

【目的】

对由患者的排泄物直接或间接污染食物及水而传播的疾病执行消化道隔离。

【用物准备】

隔离衣、乳胶手套、防蝇设备、消毒液。

【方法及程序】

1. 不同病种的患者应分室收住,条件不许可时合住一室必须做好床边隔离,每一病床应加隔离标志。患者不可互相接触,以防交叉感染。

2. 患者应使用专用食具和便器,用后消毒处理,患者的排泄物、呕吐物和剩余食物均须消毒后倒掉。

3. 接触患者时须按病种分别穿隔离衣,接触污染物时须戴手套,接触患者及患者的用物后必须消毒双手。

4. 病室应有防蝇设备,保持无蝇、无蟑螂。

四、接触隔离

【目的】

对由体表或伤口排出的病原微生物,接触皮肤或黏膜破损处而引起的传染病执行接触隔离。

【用物准备】

乳胶手套、消毒液。

【方法及程序】

1. 患者住单间病室,条件不许可时同种疾病患者合住一室。

2. 密切接触患者时须穿隔离衣,接触伤口分泌物时应戴手套。工作人员手有破损时应避免做伤口换药等操作。治疗操作后应严格消毒双手。

3. 被伤口分泌物污染的用物、衣服等应严格消毒。用过的器械应先单独灭菌,后清洗,然后再灭菌备用。污染敷料应进行无害化处理。

五、昆虫隔离

【目的】

对以昆虫为媒介而传播的疾病执行昆虫隔离。

【用物准备】

防昆虫设备。

【方法及程序】

1. 流行性乙型脑炎、疟疾由蚊子传播,故病室应有防蚊设备,灭蚊措施。

2. 斑疹伤寒、回归热由虱传播,患者须经灭虱、沐浴更衣后进入病室,衣服也需灭虱处理。

3. 流行性出血热其传染源的中间宿主是野鼠,通过寄生在鼠身上的螨叮咬而传播,故患者需淋浴更衣后入病室,其衣服用煮沸或高压蒸汽消毒灭螨。患者的被褥需勤晒。

4. 做好防鼠、灭鼠工作。

六、血液-体液隔离

【目的】

对可直接或间接接触血液和体液传染的疾病执行血液、体液隔离。

【用物准备】

隔离衣、口罩、乳胶手套。

【方法及程序】

1. 同种病原体感染者合住一室。

2. 血液、体液可能污染工作服时需穿隔离衣,接触血液、体液时应戴手套。

3. 血液、体液污染的物品应装袋,患者用过的针头应放入锐器盒内焚烧,按医用垃圾处理。

4. 工作人员被患者血液污染处应立即用消毒液清洗并采取相应的措施。

七、保护性隔离

【目的】

为防止易感者受环境中微生物感染而进行的隔离。

【用物准备】

隔离衣、帽子、口罩、乳胶手套、拖鞋、紫外线灯。

【方法及程序】

1. 设专用隔离室,患者住单间病室隔离。

2. 凡进入室内应穿无菌的隔离衣、帽子、口罩、手套和拖鞋。

3. 接触患者前后及护理另一位患者前应洗手,更换隔离衣、帽子、口罩、手套和拖鞋。

4. 凡患呼吸道疾病或咽部带菌者,均应避免接触患者。

5. 未经消毒处理的物品不能带入隔离区。

6. 病室每日紫外线消毒,并通风换气。

7. 探视者应采取相应的隔离措施。

八、口罩、帽子的使用

【目的】

保护患者及工作人员,避免相互传染。防止飞沫污染无菌物品或清洁物品。帽子防止工作人员的头发、头屑散落或头发被污染。

【用物准备】

帽子、口罩。

【方法及程序】

1. 戴工作帽 洗手后取出清洁、合适的帽子戴上,帽子应遮住全部头发。

2. 取戴口罩 洗手后取出清洁口罩,罩住口鼻,将上段两条带子分别超过耳系于头后,下段两条带子系于颈后,系带松紧合适,口罩的下半部应遮住下颌。

3. 摘下口罩 洗手后解开口罩系带,取下口罩,将污染面向内折叠,放于胸前小口袋或小塑料袋内。一次性口罩取下后弃于污物桶内。

【注意事项】

1. 使用口罩应遮住口鼻,不可用污染的手接触口罩。用毕立即取下,污染面向内折叠放入清洁口袋内,不应挂在胸前。

2. 使用纱布口罩4～8h应更换,口罩潮湿应立即更换;使用一次性口罩不得超过4h。接触严密隔离的患者应每次更换口罩。

九、穿脱隔离衣法

【目的】

保护患者及工作人员,避免交叉感染及自身感染;防止病原体的传播。

【方法及标准】

穿脱隔离衣操作方法及评分标准:100分。

项 目	技术操作要求
操作准备 (10分)	1. 护士准备:衣帽整洁、洗手、戴口罩 2. 用物准备:隔离衣1件(污染面向外、衣领二折边缘对齐,挂放得当),挂衣服架,衣服夹,水池或洗手盆1个(盆放于盆架上),肥皂和手刷,毛巾,消毒液泡手盆及洗手巾(盆放于盆架上),污衣袋

续 表

项　目	技术操作要求
操作要点 (80分)	1. 取下手表,卷袖过肘,手持衣领,取下隔离衣 2. 清洁面向自己,将衣领向外反折,对齐肩缝,露出袖笼 3. 右手持衣领,左臂入袖,举起手臂,使衣袖上抖,右手将衣领向上拉,使左手露出 4. 换左手持衣领,右手伸入袖内,举手向上抖,露出右手 5. 双手上举,将衣袖尽量抖 6. 双手持衣领由领子中央顺边缘向后,扣好领扣 7. 扣两侧袖扣 8. 用手将隔离衣的两边向前拉,直至看到两侧边缘 9. 捏住两侧边缘对齐,向一侧方向按压折叠,以一手按住,另一手将腰带拉至背后压住折叠处,将腰带在背后交叉,再回到前面打一活结 10. 双手置胸前 11. 解开腰带,在前面打一活结 12. 解开袖扣,在肘部将部分袖子塞入工作服袖下暴露双手及前臂 13. 刷手2次(第1次全刷,第2次口述)。打开水龙头,润湿双手,用刷子蘸肥皂水,按前臂、腕部、手背、手掌、手指、指缝,指甲顺序刷洗,每只手刷30s,用流水冲净,按上述顺序再刷洗第2次(共刷2min),消毒液浸泡双手。用毛巾擦干净,关闭水龙头 14. 解开领扣,左手伸入右侧袖口内拉下衣袖过手 15. 再用衣袖遮住的右手在衣袖外面拉下左手衣袖过手 16. 两手于袖内拉开腰带,双手轮换握住袖子,双臂逐渐退出 17. 用右手自衣内握住肩缝,随即用左手拉住衣领,使隔离衣外面向外两边对齐,挂在衣架上 18. 不再穿的隔离衣将清洁面向外卷好,投入污衣袋
提问(10分)	目的、注意事项及相关理论知识

【注意事项】

1. 穿隔离衣的注意事项

(1)隔离衣长短要合适,如有破洞应及时更换。穿隔离衣前,应准备好工作中所需物品,防止交叉感染。

(2)穿隔离衣时避免接触清洁物品,系领带时勿使衣袖触及面部、衣领及工作帽。

(3)穿好隔离衣,须将工作服完全遮盖,如潮湿或被污染,应及时更换。

(4)隔离衣内面及领子为清洁面,应防止污染,穿隔离衣后只限在规定区内活动,不得进入清洁区。

2. 脱隔离衣的注意事项

(1)解腰带活结时,注意不要将腰带末端拖到地板上,以防污染。

(2)挂放隔离衣时,如在清洁区应将清洁面向外,如在污染区,应将清洁面向里。

(3)隔离衣应每天更换消毒。

十、避污纸的使用法

【目的】

1. 用清洁的手接触污染物品时,可用避污纸裹取,避免污染工作人员的手。

2. 用污染的手接触清洁物品时,可用避污纸裹取,避免污染清洁的物品。

【用物准备】

避污纸。

【方法及程序】

从页面抓取,不可掀页撕取,以保持清洁。避污纸用后放入污物桶内,焚烧处理。

【注意事项】

操作中严格执行隔离消毒原则,动作轻稳、准确、规范,保证清洁区或清洁物品不被污染。

十一、床单位终末消毒法

【目的】
对转科、出院或死亡患者的用物和医疗器械消毒。
【用物准备】
消毒液、衣单、被套、枕套等。
【方法及程序】
1. 将污被服撤下,送洗衣房清洗。传染患者的污染服应先消毒、后送洗衣房清洗。
2. 床垫、棉被、枕芯等放于日光下暴晒 6h 或用床单位臭氧消毒机包裹后清毒或紫外线照射消毒或送洗衣房拆洗。
3. 病床、床旁桌椅用消毒液擦拭。
4. 食具、脸盆等煮沸消毒或用消毒液浸泡、擦拭,暖瓶用消毒液擦洗,更换新瓶塞。
5. 病室应开门窗通风或消毒液喷洒。
6. 传染病患者终末消毒按"传染病出院消毒法"处理。
7. 终末消毒处理后,铺好备用床准备迎接新患者。

第十四节　患者入/出院护理

【方法及标准】
患者入院护理操作方法及评分标准:100 分。

项　目	技术操作要求
观察要点 (20分)	1. 了解患者入院原因,并观察患者目前的疾病情况 2. 评估患者皮肤、意识状态、饮食、睡眠及大小便情况 3. 询问患者有无过敏史
护理要点 (70分)	1. 备好床单位,根据病情准备好急救物品和药品 2. 向患者进行自我介绍,妥善安置患者于病床 3. 填写患者入院相关资料

续 表

项　目	技术操作要求
护理要点 （70分）	4. 通知医师接诊 5. 测量患者生命体征并记录 6. 遵医嘱实施相关治疗及护理 7. 完成患者清洁护理 8. 完成入院护理评估
指导要点 （10分）	1. 向患者介绍主管医师、护士、病区护士长 2. 介绍病区环境、作息时间及探视制度

患者出院护理操作方法及评分标准：100分

项　目	技术操作要求
观察要点（10分）	评估患者疾病恢复状况，做好记录
护理要点 （60分）	1. 确认出院日期，完成出院护理记录 2. 诚恳听取患者住院期间的意见和建议，以便改进工作 3. 患者出院后终止各种治疗和护理，做好出院登记 4. 整理出院病历 5. 送患者出病房 6. 患者床单位按出院常规处理
指导要点 （30分）	1. 完成出院健康指导 2. 针对患者病情及康复程度制订康复计划，包括出院后注意事项、带药指导、饮食及功能锻炼等 3. 告知患者复诊时间及地点

第十五节　患者约束法

【目的】

1. 对自伤、可能伤及他人的患者限制其身体或肢体活动，确保患者安全,保证治疗、护理顺利进行。

2. 防止患儿过度活动,以利于诊疗操作顺利进行或防止损伤肢体。

【方法及标准】

患者约束操作方法及评分标准:100 分。

项　目	技术操作要求
操作准备 (10 分)	1. 护士准备:衣帽整洁、洗手、戴口罩 2. 用物准备:①全身约束法,凡能包裹患儿全身的物品皆可使用,如大毛巾、毛毯、大单等;②肢体、肩部约束法,保护带或纱布棉垫与绷带
评估患者 (10 分)	1. 评估患者病情、意识状态、肢体活动度、约束部位皮肤色泽、温度及完整性等 2. 评估需要使用保护具的种类和时间;向患者和其家属解释约束的必要性,保护具作用及使用方法,取得配合
操作要点 (60 分)	1. 携用物至患者床旁,核对患者床号、姓名,做好解释,取得配合 2. 肢体约束法:暴露患者腕部或踝部;用棉垫包裹腕部或踝部;将保护带打成双套结套在棉垫外,稍拉紧,使之不松脱;将保护带系于两侧床缘;为患者盖好被,整理床单位及用物 3. 肩部约束法:暴露患者双肩;将患者双侧腋下垫棉垫;将保护带置于患者双肩下,双侧分别穿过患者腋下,在背部交叉后分别固定于床头;为患者盖好被,整理床单位及用物 4. 全身约束法:多用于患儿的约束。具体方法是将大单折成自患儿肩部至踝部的长度,将患儿放于中间;用靠近护士一侧的大单紧紧包裹同侧患儿的手足至对侧,自患儿腋窝下掖于身下,再将大单的另一侧包裹手臂及身体后,紧掖于靠护士一侧身下;如患儿过分活动,可用绷带系好
指导患者 (15 分)	1. 告知患者和其家属实施约束的目的、方法、持续时间,使患者和其家属理解使用保护具的重要性、安全性,征得同意方可使用

续 表

项 目	技术操作要求
指导患者 (15分)	2. 告知患者和其家属实施约束中,护士将随时观察约束局部皮肤有无损伤、皮肤颜色、温度、约束肢体末梢循环状况,定时松解 3. 指导患者和其家属在约束期间保证肢体处于功能位,保持适当的活动度
提问(5分)	目的、注意事项及相关理论知识

【注意事项】

1. 实施约束时,将患者肢体处于功能位,约束带松紧适宜,以能伸进一二指为原则。

2. 密切观察约束部位的皮肤状况。

3. 保护性约束属制动措施,使用时间不宜过长,病情稳定或治疗结束后,应及时解除约束。需较长时间约束者,每2小时松解约束带1次并活动肢体,并协助患者翻身。

4. 准确记录并交接班,包括约束的原因、时间,约束带的数目,约束部位,约束部位皮肤状况,解除约束时间等。

第十六节 尸体护理技术

【目的】

1. 使尸体整洁,干净,无溢液流出,保持位置良好,并易鉴别。
2. 安慰家属,减轻哀痛。

【方法及标准】

尸体料理操作方法及评分标准:100分。

项　　目	技术操作要求
操作准备 （10分）	1. 护士准备：衣帽整洁，洗手，戴口罩 2. 用物准备：平车1个，尸体识别卡3张，尸体袍1个，弯盘内放不脱脂棉适量，弯钳，绷带，按需要准备清洁敷、胶布、汽油、剪刀、擦洗用具。必要时备隔离衣及手套
操作要点 （75分）	1. 填好尸体识别卡备用 2. 备齐用物，携至床旁，如在大病房即用屏风遮挡，并劝慰安抚家属。征求家属意见取得家属合作 3. 拔出输液、鼻饲、给氧、导尿等各种管道 4. 放平床架，使尸体仰卧，置枕头于头下，以免面部淤血，按摩眼睑使之闭合，如有活动义齿代为装上，轻揉下颌使之闭紧 5. 撤去棉被放在椅上，留被套遮盖尸体，脱去衣裤，擦净尸体体表，注意拭去胶布与药物痕迹，有伤口者需更换敷料，有引流管应拔出，缝合伤口，将头发梳理整齐 6. 用弯钳将棉花填塞鼻、口、耳、肛门及女性的阴道，棉花不可外露，穿上尸体袍、绷带固定双腕及双踝，将第1张识别卡别于胸前，斜铺包尸单于平车上，将尸体移至平车上，先包住足，然后包严尸体，最后盖住头部。第2张识别卡系在尸单上 7. 将尸体盖上大单，送至太平间，第3张识别卡放在鉴别牌处，将大单带回，连同其他被服一起放入污衣袋内 8. 洗手后，处理遗嘱病历，填写各种表格，在体温单40～42℃相应时间格内注明死亡时间 9. 停止一切药物、治疗及饮食，协助家属办理结账手续 10. 清洁、消毒病房及床单位，分类整理用物
综合评价 （10分）	1. 尊重死者人格，安慰家属 2. 操作熟练，符合要求 3. 态度严肃认真
提问（5分）	目的、注意事项

【注意事项】

1. 必要时用绷带制成四头带托住下颌,使嘴紧闭。

2. 如无家属在场,应有 2 名护士清点死者遗物,列单交护士长妥善保管,以便日后交还家属或其所在单位。

第2章 专科护理操作

第一节 内科护理操作

一、腹腔穿刺术配合

【目的】

1. 抽取腹水检验检查,明确腹水性质,以协助诊断。
2. 适当放腹水缓解压迫症状,腹腔内注射药物、恶性肿瘤患者的腹腔化疗及腹水浓缩回输等。

【方法及标准】

腹腔穿刺术配合方法及评分标准:100分。

项　目	技术操作要求
操作准备 (10分)	1. 护士准备:衣帽整洁,洗手,戴口罩 2. 用物准备:治疗盘内置无菌腹腔穿刺包、2%碘酊、75%乙醇、无菌棉签、砂轮、弯盘、注射器(5ml、20ml、50ml各1个)、输液器、无菌培养瓶、试管、量杯、腹带及中单、卷尺、乙醇灯、火柴等;2%利多卡因,按医嘱准备药物
评估患者 (10分)	1. 评估患者病情、治疗及心理状态 2. 评估患者对疾病的认知程度及配合程度
操作要点 (60分)	1. 携用物至患者床旁,核对床号、姓名,向患者解释操作目的、对疾病诊断的必要性及术后的注意事项,消除其紧张情绪,减轻心理压力,以取得合作 2. 嘱患者排尿,扶患者坐在靠背椅上或取斜坡卧位,腹水量少者取左侧卧位,腹下部垫中单,腰背部铺好腹带,测腹围并记录

续 表

项　目	技术操作要求
操作要点 （60分）	3. 协助术者配合定位，穿刺点常选择脐与耻骨联合中点并避开腹白线，或脐与髂前上棘连线的外 1/3 处，常规消毒皮肤，铺无菌孔巾，配合局部麻醉 4. 术者按操作规范进行穿刺，穿刺成功后，抽取腹水 5. 助手协助留取标本并送检，如需注入药物者，协助将药物注入腹腔内。注意观察患者生命体征 6. 放液完毕，术者取出穿刺针，按压穿刺点，用无菌纱布覆盖后以胶布固定。测腹围，束腹带 7. 整理床单位，按医嘱协助患者摆好体位，感谢患者的配合。嘱患者术后卧床休息，有不适及时报告 8. 分类整理用物，洗手并记录
指导患者 （10分）	1. 向患者解释操作目的及术后注意事项 2. 指导患者配合要点
提问（10分）	目的、注意事项及相关理论知识

【注意事项】

1. 严格无菌操作，防止腹腔感染。

2. 大量放腹水可引起休克、水电解质平衡紊乱、血浆蛋白丢失等严重并发症，因此，放液速度不宜过快，放液量不宜过多，一次放腹水不宜超过 3000ml。观察腹水颜色、性状和量并记录。

3. 术中患者如出现面色苍白、心慌、头晕、出汗、血压下降、腹痛等症状，应停止放液，安静平卧，并给予输液、扩容等对症处理。

4. 如放液流出不畅，可嘱患者变换体位，以助液体流出通畅。

5. 腹腔穿刺放液术后，嘱患者卧床休息 8~12h。

6. 腹带不宜过紧，以防造成呼吸困难。

7. 术后穿刺处如有腹水外渗，及时更换敷料，防止感染。

二、肝穿刺术配合

【目的】
1. 肝疾病性质不明,需取活组织做病理检查以明确诊断。
2. 确定患者肝组织损伤程度,观察肝病的发展与转归。
3. 为肝脓肿患者穿刺抽吸脓液和注射药物,达到治疗目的。

【方法及标准】
肝穿刺术配合方法及评分标准:100分。

项　　目	技术操作要求
操作准备 (10分)	1. 护士准备:衣帽整洁,洗手,戴口罩 2. 用物准备:治疗盘内置无菌肝穿刺包、2%碘酊、75%乙醇、无菌棉签、砂轮、弯盘、注射器、4%甲醛溶液、标本瓶、沙袋、腹带、无菌敷料、垫巾等。按医嘱准备药物
评估患者 (10分)	1. 评估患者病情、治疗及心理状态 2. 评估患者对疾病的认知程度及配合程度
操作要点 (60分)	1. 术前向患者解释操作目的、配合的方法及术后注意事项。消除其紧张情绪,减轻心理压力,以取得合作。反复练习呼气后屏气动作 2. 术前测定出凝血时间、血小板计数、凝血酶原时间、血型,必要时备血 3. 携用物至患者床旁,核对床号、姓名,为患者测量血压、脉搏,并记录 4. 嘱患者术前遵医嘱用药,排尿。协助患者摆好体位,使患者呈仰卧位,身体右侧靠床沿,并将右手屈肘置于枕后 5. 暴露穿刺部位,腰背下铺腹带、垫巾 6. 协助术者定位,通过超声检查,确定穿刺点、穿刺方向和深度,一般穿刺点为腋前线第8、9肋间隙。配合常规消毒皮肤,铺无菌孔巾,配合局部麻醉 7. 术者按操作规范进行穿刺 8. 穿刺完毕后,术者立即用无菌纱布按压穿刺部位5～10min,用无菌敷料覆盖

续　表

项　目	技术操作要求
操作要点 （60分）	9. 协助术者取下孔巾,胶布固定后,协助术者用腹带、沙袋加压包扎4～6h。将所抽肝组织放入4%甲醛溶液中及时送检 10. 测量血压、脉搏,整理床单位,按医嘱协助患者摆好体位,感谢患者的配合 11. 分类清理用物,洗手并记录
指导患者 （10分）	1. 向患者解释操作目的及术后注意事项 2. 指导患者配合要点
提问（10分）	目的、注意事项及相关理论知识

【注意事项】

1. 患者穿刺前训练呼气后屏气动作,以配合操作。

2. 术者进针和拔针时嘱患者深吸气后屏气,以免针尖划破肝表面,引起出血。

3. 穿刺过程中,注意观察患者面色、血压、脉搏的变化,如有异常通知医师立即停止操作。

4. 术后绝对卧床休息24h,定时测量血压、脉搏、呼吸,如发现头晕、脉搏细弱、血压下降、面色苍白、出冷汗、烦躁不安、呼吸困难等失血征象时,及时报告医师,积极抢救。

5. 穿刺后24h内局部有轻微疼痛属正常现象,如24h后仍有疼痛,应报告医师,查找原因及时处理。

6. 观察伤口有无渗血。如敷料有渗血,及时更换,防止穿刺部位感染。

三、肾穿刺活检术配合

【目的】
通过肾穿刺获取肾组织活体标本,以明确病理诊断。
【方法及标准】
肾穿刺活检术配合方法及评分标准:100分。

项　目	技术操作要求
操作准备 (10分)	1. 护士准备:衣帽整洁,洗手,戴口罩 2. 用物准备:治疗盘内置 2%碘酊、75%乙醇、无菌棉签、砂轮、弯盘、无菌纱布 3～5 块、治疗巾 4 块、胶布、穿刺器材、注射器、垫巾、无菌手套、饮水管、便盆、硬板床、B超机、硬枕、局部麻醉药物、4%甲醛溶液
评估患者 (10分)	1. 评估患者病情、治疗及心理状态 2. 评估患者对疾病的认知程度及配合程度
操作要点 (60分)	1. 患者及环境准备:①术前 1d 护士对患者进行穿刺活检术相关知识及注意事项的健康教育。消除其紧张情绪,减轻心理压力,以取得合作。②术前练习俯卧位吸气末屏气 30s。③练习卧床饮水、排尿。④术前一餐不宜过饱。⑤术前排尿。⑥术前紫外线消毒肾穿室 40min。⑦核对床号、姓名,将患者带入肾穿室 2. 术者按操作规范进行穿刺 3. 术后观察:①穿刺后,去掉腹部垫枕,整理患者衣服,采用 3 人搬运患者的方法,协助患者翻身平卧于病床上,臀下垫垫巾,送患者回病房。②测量呼吸、脉搏、血压,每 30 分钟测量 1 次,共测量 4 次。③嘱患者多饮水,留取术后前 3 次尿液,观察有无肉眼血尿。④术后绝对平卧 4h,24h 内尽可能卧床。⑤每 30min 巡视 1 次患者,满足患者生理、生活需要。⑥询问患者有无腰痛、腹痛、心慌、恶心等不适症状。⑦术后 1 周内避免腰部、背部受力运动,1 个月内不进行剧烈运动,6 个月内不从事重体力劳动 4. 分类整理用物,洗手并记录
指导患者 (10分)	1. 向患者解释操作目的及术后注意事项 2. 指导患者配合要点
提问(10分)	目的、注意事项及相关理论知识

【注意事项】

1. 有出血倾向、重度高血压未纠正、孤立肾、肾萎缩、肾动脉瘤、妊娠晚期及不合作等禁忌证的患者不宜做此项检查。

2. 如发现明显出血(重度肉眼血尿、血压下降、明显腹痛、肾周围血肿等),应及时给予止血、补液等非手术治疗,必要时输血。延长卧床时间至肉眼血尿消失或明显减轻。

3. 肾穿刺术后6个月内,原则上不能同侧肾重复穿刺。

四、胸腔穿刺术配合

【目的】

1. 排出胸腔内的气体和液体,以减轻症状。
2. 向胸腔内注入药物,以达到治疗的目的。
3. 抽取胸腔内的液体送病理检查及生化检查,协助诊断。

【方法及标准】

胸腔穿刺术配合方法及评分标准:100分。

项　目	技术操作要求
操作准备 (10分)	1. 护士准备:衣帽整洁,洗手,戴口罩 2. 用物准备:治疗盘内置胸腔穿刺包、2%碘酊、75%乙醇、无菌棉签、砂轮、弯盘、5ml、20ml或50ml注射器各1个、试管、量杯、垫巾、椅。2%利多卡因10ml,需注药者按医嘱准备
评估患者 (10分)	1. 评估患者病情、治疗及心理状态 2. 评估患者对疾病的认知程度及配合程度
操作要点 (60分)	1. 携用物至床旁,查对床号、姓名,向患者解释操作目的、术中配合方法及注意事项,消除其紧张情绪,减轻心理压力,以取得合作 2. 嘱患者排大小便,关闭门窗,室温适宜,帮助患者摆放体位 3. 体位:抽液时取坐位,协助患者反坐于椅上,胸前放一软枕,双手平放在椅背上缘,头枕臂上。病重不能起床者,可取侧卧位,床头抬高30°,患侧的手臂上举,枕于头下或伸过头顶,以增大肋间隙。抽气时,取坐位或半坐位 4. 协助术者定位,腰部铺垫巾 5. 打开胸腔穿刺包,配合医师常规消毒穿刺部位,协助固定孔巾

续　表

项　目	技术操作要求
操作要点 （60分）	6. 协助术者抽取2%利多卡因 7. 穿刺前应先用止血钳夹闭与穿刺针相连的橡胶管，穿刺后接上注射器，放开止血钳即可抽液。护士用止血钳协助固定穿刺针，注射器脱开橡胶管前随时夹管，以防空气进入胸腔 8. 穿刺针进入胸腔后，嘱患者切勿深呼吸和咳嗽。穿刺过程中，注意观察患者反应，如有头晕、出汗、面色苍白、心慌、胸部压迫感、连续性咳嗽或晕厥等情况，应立即停止抽吸，并做对症处理 9. 协助术者留取标本 10. 须向胸腔内注入药物时，于抽液完毕后，抽积液少许与药物混合，再确保注入胸腔。注入后嘱患者稍活动，以使药液在胸腔内混匀，并观察患者注入药物后的反应 11. 治疗气胸时，护士协助连接人工气胸器 12. 操作完毕，术者拔出穿刺针，按压穿刺点防止出血，用无菌纱布覆盖穿刺点并用胶布固定 13. 整理床单位，按医嘱协助患者摆好体位，感谢患者的配合 14. 分类整理用物，洗手，记录抽取的气量或液量及其性状
指导患者 （10分）	1. 向患者解释操作目的及术后注意事项 2. 指导患者配合要点
提问（10分）	目的、注意事项及相关理论知识

【注意事项】

1. 严格执行无菌操作，避免胸腔感染。

2. 术中患者应避免咳嗽、深呼吸及转动身体，有咳嗽症状者可遵医嘱在术前口服镇咳药。术中如发生连续咳嗽或出现头晕、胸闷、面色苍白、出汗、晕厥等症状，应立即停止抽液，拔出穿刺针，协助患者平卧，遵医嘱给予吸氧及对症处理。

3. 抽液或抽气速度不宜过快，量不宜过多，一般第1次抽液不超过600ml,以后每次不超过1000ml。

4. 需要向胸腔内注入药物者,抽液后接上备有药物的注射器,将药液注入。

5. 术后协助患者卧床休息,注意观察生命体征,告知患者如有不适及时报告,有病情变化及时通知医师给予处理。

6. 标本及时送检。

五、心包穿刺术配合

【目的】

1. 穿刺心包放液,解除心脏压塞症状。

2. 对心包液进行常规、生化、细菌及细胞学检查,以明确病因。

3. 心包内注入药物用于治疗。

【方法及标准】

心包穿刺术配合方法及评分标准:100分。

项　目	技术操作要求
操作准备 10分	1. 护士准备:衣帽整洁,洗手,戴口罩 2. 用物准备:治疗盘内置心包穿刺包(内含心包穿刺导管、穿刺针、导丝、止血钳2把、手套2副、纱布数块、孔巾1块、弯盘1个)、2%碘酊、75%乙醇、无菌棉签、砂轮、弯盘、2ml、10ml、50ml注射器各1个、量杯1个、试管数支、心电监护仪及心肺复苏器械、药物、阿托品、多巴胺、2%利多卡因、局部麻醉药
评估患者 (10分)	1. 评估患者病情、治疗及心理状态 2. 评估患者对疾病的认知程度及配合程度
操作要点 (60分)	1. 携用物推车至患者床旁,查对床号、姓名,向患者解释操作目的、对疾病诊断的必要性、术中配合的方法及术后的注意事项,消除其紧张情绪,减轻心理压力,以取得合作 2. 环境安静、整洁、舒适 3. 进行心电监护 4. 建立静脉通路,静脉输入生理盐水500ml

续 表

项 目	技术操作要求
操作要点 （60分）	5. 协助患者取半卧位或坐位 6. 协助术者确定穿刺部位后,常规消毒局部皮肤,铺孔巾,局部麻醉 7. 术者持穿刺针并用血管钳夹闭胶管,按选定部位及所需方向缓慢推进。当刺入心包腔时,感到阻力突然消失,并有心脏搏动感,即固定针头,助手协助抽液 8. 抽液完毕,若须注入药物,将事先准备好的药物注入后拔出穿刺针,局部用无菌纱布覆盖,用胶布固定 9. 记录抽液总量,将抽出的液体按需要分别注入试管内送检 10. 整理床单位,协助患者恢复体位,感谢患者的配合。将呼叫器置于患者易取处 11. 分类整理用物,洗手并记录
指导患者 （10分）	1. 向患者解释操作目的及术后注意事项 2. 指导患者配合要点
提问(10分)	目的、注意事项及相关理论知识

【注意事项】

1. 严格无菌操作,预防感染。

2. 术中严密观察心电图及血压的变化。

3. 抽液过程中应注意随时夹闭胶管,防止空气进入心包腔内。

4. 抽液速度宜缓慢,首次抽液量以100ml左右为妥,以后每次抽液300～500ml,以免抽液过多引起心脏急性扩张。

5. 若抽出液体为血性积液,应先抽出3～5ml,如放置5～10min不凝固,再行抽液。

6. 术中若患者感到不适,如心搏加快、出冷汗、头晕、气短等,应立即停止操作,做好急救准备。

7. 术后静卧4h,脉搏、血压每30分钟测量1次,以后24h内,每2～4小时测量1次。

8. 观察穿刺部位有无渗血,保护伤口,防止感染。

9. 如短时间内需反复抽液时,可留置一条中心静脉留置管,平时夹闭,抽液时开放。冲洗导管每日1次,以防导管堵塞。

六、膀胱穿刺术配合

【目的】

在无菌操作下经皮穿刺,抽取患者膀胱内尿液,进行细菌培养,此方法可以避免导尿术及中段尿留取术中标本易被污染而引起尿培养假阳性的缺点。

【方法及标准】

膀胱穿刺术配合方法及评分标准:100分。

项　目	技术操作要求
操作准备 (10分)	1. 护士准备:衣帽整洁,洗手,戴口罩 2. 用物准备治疗盘内置:膀胱穿刺包(包括7号心内注射针)、2%碘酊、75%乙醇、无菌棉签、砂轮、弯盘、10ml注射器、垫巾、乙醇灯、火柴、无菌培养瓶
评估患者 (10分)	1. 评估患者病情、治疗、心理状态及膀胱充盈度 2. 评估患者对疾病的认知程度及配合程度
操作要点 (60分)	1. 携用物至患者床旁,查对床号、姓名,向患者解释操作目的,以取得合作 2. 嘱患者平卧,臀下垫垫巾,叩诊其耻骨联合上为浊音,触诊此处患者有明显尿意时,方可进行穿刺 3. 选择穿刺点为耻骨联合上缘1cm正中部,触诊时患者感觉尿意最明显处,常规消毒皮肤,消毒直径为8～10cm,点燃乙醇灯 4. 打开无菌包,戴无菌手套,铺孔巾,暴露穿刺部位,将心内注射针头与注射器连接 5. 右手持注射器,左手持无菌纱布固定针头,将针头与皮肤成90°缓慢进针,到产生落空感时,表明针已进入膀胱,抽取尿液10ml左右 6. 拔出针头,按压针眼处2～3min

续　表

项　目	技术操作要求
操作要点 (60分)	7. 取出无菌培养瓶,瓶口及瓶塞在乙醇灯火焰上方烧灼消毒,留取标本,送检 8. 分类整理用物,洗手并记录,嘱患者如厕排空尿液
指导患者 (10分)	1. 向患者解释操作目的及术后注意事项 2. 指导患者最大限度地憋尿
提问(10分)	目的、注意事项及相关理论知识

【注意事项】

1. 穿刺留尿标本前3d停用抗生素。

2. 不宜饮水太多或用利尿药,以免稀释尿液,影响结果,最好选择患者清晨第1次隔夜尿。

3. 穿刺前嘱患者憋足尿量,穿刺方能成功。

4. 腹膜炎、大量腹水、妊娠晚期患者一般不做膀胱穿刺。

七、骨髓穿刺术配合

【目的】

1. 观察骨髓内细胞形态及分类,以协助诊断血液系统疾病。

2. 做骨髓细菌培养或涂片,检查某些寄生虫病。

3. 用于骨髓移植时骨髓采集。

【方法及标准】

骨髓刺术配合方法及评分标准:100分。

项　目	技术操作要求
操作准备 (10分)	1. 护士准备:衣帽整洁,洗手,戴口罩 2. 用物准备:治疗盘内置骨髓穿刺包、2%碘酊、75%乙醇、无菌棉签、砂轮、弯盘、5ml和20ml注射器各1个、清洁干燥玻片6～8张、推片1张;如做骨髓培养另备细菌培养瓶、乙醇灯、火柴,按医嘱备局部麻醉药

续 表

项　目	技术操作要求
评估患者 (10分)	1. 评估患者病情、治疗及心理状态 2. 评估患者对疾病的认知程度及配合程度
操作要点 (60分)	1. 携用物至床旁,查对床号、姓名,向患者解释操作目的及术后注意事项,以取得合作 2. 根据穿刺部位,协助患者取适当体位,如在胸骨及髂前上棘穿刺,取仰卧位;在髂后上棘及棘突穿刺,取俯卧位或侧卧位;腓骨穿刺取侧卧位 3. 暴露穿刺部位,打开骨穿包,戴无菌手套,协助术者常规消毒皮肤,铺无菌孔巾 4. 协助术者抽取麻醉药,进行麻醉 5. 术者将骨髓穿刺针固定器固定在一定长度,右手持针向骨面垂直刺入,当穿刺针达骨膜后则将穿刺针左右旋转,缓慢钻刺骨质,刺入骨髓腔时有落空感,当即抽出针芯,接上20ml干燥注射器,抽取骨髓约0.2ml做涂片检查。如做培养,再抽取骨髓3～5ml 6. 术毕拔针,用无菌纱布按压穿刺点,用胶布固定 7. 协助患者取适当卧位,嘱患者适当卧床休息,并感谢患者的配合 8. 分类整理用物,洗手并记录
指导患者 (10分)	1. 向患者解释操作目的及术后注意事项 2. 指导患者配合要点
提问(10分)	目的、注意事项及相关理论知识

【注意事项】

1. 穿刺时嘱患者保持固定姿势,避免翻动。

2. 嘱患者术后平卧休息1～2h,48～72h保持穿刺处干燥,防止伤口感染。

3. 观察穿刺部位有无红肿、出血及感染征象,如有渗血,立即更换无菌纱布压迫伤口直至渗血停止为止。

4. 嘱患者 3d 内勿洗浴。

八、腰椎穿刺术配合

【目的】

1. **诊断性腰穿** 了解血管疾病的颅内压,诊断是否有蛛网膜下腔出血、脑出血,进行脑脊液生化、微生物学、细胞学检查。

2. **治疗性腰穿** 放出血性、感染性、化学性脑脊液,椎管内注入抗生素或其他治疗性药物,脑脊液冲洗置换。

3. **检查性腰穿** 椎管造影、气脑造影、脑脊液核素扫描、脑脊液鼻漏口检查、椎管 CT 增强扫描。

【方法及标准】

腰椎穿刺术配合方法及评分标准:100 分。

项 目	技术操作要求
操作准备 (10 分)	1. 护士准备:衣帽整洁,洗手,戴口罩 2. 用物准备:治疗盘内置腰椎穿刺包、2% 碘酊、75% 乙醇、无菌棉签、砂轮、弯盘、胶布、5ml 注射器 2 个、标本容器 2 个或 3 个,按医嘱备局部麻醉药
评估患者 (10 分)	1. 评估患者病情、治疗及意识状态 2. 评估患者对疾病的认知程度及配合程度
操作要点 (60 分)	1. 携用物至床旁,查对床号、姓名,向患者解释操作目的,术后注意事项,以取得合作,协助患者排大小便 2. 协助患者取侧卧位,躯体及下肢向前弯曲,使腰椎后凸 3. 打开腰穿包,协助医师定位及配合常规消毒腰椎第 3~4 或第 4~5 椎间隙 4. 协助术者戴无菌手套,抽取麻醉药进行局部麻醉 5. 穿刺成功后,嘱患者全身放松,头略伸,双下肢半屈曲,平静呼吸;为医师打开压力管,协助医师测脑脊液压力 6. 需测初压、终压或做压力试验时配合医师完成 7. 穿刺后局部盖以无菌纱布,协助患者去枕平卧位休息 8. 分类整理用物,洗手并记录

续 表

项　目	技术操作要求
指导患者 (10分)	1. 向患者解释操作目的及术后注意事项 2. 指导患者配合要点
提问(10分)	目的、注意事项及相关理论知识

【注意事项】

1. 术中观察患者的意识及生命体征的变化,如出现脑疝症状或病情突变,立即停止操作。

2. 对于躁动患者应进行四肢及体位固定或遵医嘱使用镇静药,防止穿刺针折断。

3. 穿刺注药过程中,观察意识、瞳孔、呼吸、脉搏、面色,发现异常立即停止操作,并协助抢救。

4. 穿刺结束后嘱患者去枕平卧休息6h。

5. 嘱患者多饮水,遇有腰痛或局部不适者多卧床休息。

6. 严格无菌操作,预防颅内、腰穿局部感染。

7. 腰穿后注意患者排尿情况及原发疾病有无加重。

8. 术后每15～30分钟巡视1次,密切观测生命体征变化和药物刺激反应。

九、胃镜检查操作配合

【目的】

1. 诊断食管、胃十二指肠疾病。

2. 取异物、息肉摘除、胃镜下止血等。

【方法及标准】

胃镜检查操作配合方法及评分标准:100分。

项 目	技术操作要求
操作准备 (10分)	1. 护士准备：衣帽整洁,洗手,戴口罩 2. 用物准备：治疗盘内置2%碘酊、75%乙醇、无菌棉签、砂轮、弯盘。内镜、冷光源、吸引器、内镜台车、治疗车、注射器、弯盘、牙垫、手套、纱布、纸巾、垫巾、管道清洁刷、活检钳、标本固定瓶、黏膜染色剂、喷洒导管、小毛巾、含酶洗涤剂、消毒液。镇静药、解痉药、祛疱药、咽喉麻醉药、生理盐水
评估患者 (10分)	1. 评估患者病情、治疗及心理状态 2. 评估患者对疾病的认知程度及配合程度
操作要点 (60分)	1. 核对患者,向患者解释操作目的、过程,消除其紧张情绪,以取得合作 2. 术前准备 (1)仪器设备准备：①把内镜与光源、吸引器、注水瓶连接好,瓶内应装有1/3～1/2生理盐水;②用擦拭镜纸将物镜、目镜擦拭干净;③检查内镜角度控制旋钮、注水、注气、吸引等功能及光源系统是否正常;④电子镜应做对白平衡调节 (2)患者准备：①检查前需禁食、禁水、禁药6h;②检查前取出活动义齿,取下眼镜,解开衣领、腰带;③询问有无青光眼、高血压、心脏病及药物过敏史,如有以上情况应与检查医师取得联系;④于检查前10min进行咽喉麻醉;⑤患者取左侧卧位,腿屈曲躺于诊断床上,在患者颌下放一弯盘;⑥嘱患者张口咬住牙垫 3. 术中配合：①插镜过程中注意密切观察患者反应,保持患者头部位置不动。当胃镜插入15cm到达咽喉部时,嘱患者做吞咽动作,但不可将唾液咽下以免呛咳,让患者唾液流入弯盘或吸引出。发现患者面色苍白、心率异常等情况及时报告医师,并遵医嘱做出相应处理。②如术中取活检及治疗予以配合。③检查结束时,应用纱布将镜身外黏液擦掉,并嘱患者将口腔内容物吐出,给患者纸巾擦拭 4. 术后处理：①每位患者检查结束后,均要对内镜进行严格的清洗及消毒;②按消毒技术规范对胃镜进行严格的清洗及消毒

续 表

项　目	技术操作要求
指导患者 (10分)	1. 向患者解释操作目的及术后注意事项 2. 指导患者正确配合操作
提问(10分)	目的、注意事项及相关理论知识

【注意事项】

1. 术前检查乙型肝炎表面抗原。

2. 检查前需禁食、禁水、禁药6h。凡做钡剂检查者,须隔3d方能行胃镜检查。

3. 胃镜检查结束2h后,嘱患者先饮水,若无呛咳及异物感再进半流食,勿进过热食物,对取活检或咽喉部及上腹部不适者,2h后尝试进食,避免过热及刺激性食物,宜进清淡半流食或冷流食。

4. 胃镜检查和治疗后注意有无腹痛、剧烈呕吐伴腹胀、呕血或黑粪,发现异常及时通知医师。

5. 息肉切除术后患者卧床1周,进食无渣半流食9～14d,注意观察其粪便颜色,有无腹痛、腹胀等症状,有异常及时就诊。

6. 胃及十二指肠溃疡治疗者,1个月后复查胃镜。

十、结肠镜检查术配合

【目的】

1. 协助诊断有无结肠息肉。

2. 对息肉可行电凝切除,对溃疡可行药物治疗。

【方法及标准】

结肠镜检查操作配合方法及评分标准:100分。

项　目	技术操作要求
操作准备 (10分)	1. 护士准备:衣帽整洁,洗手,戴口罩 2. 用物准备:纤维结肠镜、冷光源、吸引器、活检钳、肠镜活检细胞刷、塑料桶、纱布、无菌手套、10%甲醛溶液标本瓶、消毒液(2%戊二醛)、盐酸氯胺酮

续 表

项　目	技术操作要求
评估患者 （10分）	1. 评估患者病情、治疗及心理状态 2. 评估患者对疾病的认知程度及配合程度
操作要点 （60分）	1. 协助患者更换后裆开口的特制长裤，取左侧卧位，并嘱其放松。全身麻醉患儿应将其固定于检查床上，以免坠床 2. 术者及助手戴上无菌手套，术者用硅油润滑手指后为患者做肛门检查 3. 医护2人配合：护士将肠镜前端硅油润滑后，嘱患者张口呼吸，放松肛门括约肌，轻轻插入患者肛门。医师左手持肠镜操作部，示指按送气钮，右手操作左右按钮，注入少量空气使肠腔扩张，在直视下与护士配合缓缓将结肠镜推进，同时注意观察患者的反应 4. 医师单人操作：医师将肠镜前端硅油润滑后，轻轻插入患者肛门。另一手注气、送镜 5. 须做息肉切除者，助手持圈套器将息肉圈套并切除，将切下的息肉回收置于10%甲醛标本瓶中，送病理检查 6. 检查结束退镜时，尽量抽尽气体以减轻腹胀 7. 检查毕，嘱患者稍事休息，观察15～30min再离去 8. 按消毒技术规范对肠镜进行严格的清洗及消毒
指导患者 （10分）	1. 向患者解释操作目的及术后注意事项 2. 指导患者配合要点
提问（10分）	目的、注意事项及相关理论知识

【注意事项】

1. 一般肠镜检查前测定乙肝表面抗原，需要肠镜治疗者还需查出凝血时间、血小板计数。

2. 术前2d进无渣半流食，禁止食用蔬菜、肉类、水果等。

3. 检查当日禁食，晨5:00开始服用50%硫酸镁50～70ml或20%甘露醇250ml，并在30～60min饮水≥2000ml，以达到患者末次粪便为清水样。

4. 儿童进行结肠镜检查可应用盐酸氯胺酮全身麻醉后再行检查。

5. 无异常情况时可立即进食,全身麻醉患儿待完全清醒后方可进食。

6. 息肉切除的患者,一般卧床休息5~7d(大小便可下床),同时进无渣半流食1~2周。如果切除的息肉较大,且在2处以上者,应住院观察7~10d,无异常表现方可出院。

7. 检查后应注意观察患者有无腹痛、便血等情况,腹胀明显者,可行内镜下排气,如有不适及时报告医师进行处理。

8. 切除的息肉病理结果为管状腺瘤者,嘱患者6个月至1年复查1次,以防癌变。

十一、双囊三腔管的操作配合

【目的】

应用于食管、胃底静脉曲张破裂患者的压迫止血。

【方法及标准】

双囊三腔管操作配合方法及评分标准:100分。

项　目	技术操作要求
操作准备 (10分)	1. 护士准备:衣帽整洁,洗手,戴口罩 2. 用物准备:治疗盘内置双囊三腔管、止血钳3把、无菌手套、弯盘1个、治疗碗1个、注射器5ml、20ml、50ml各1个、纱布、液状石蜡、棉签、线绳、蝶形胶布、垫巾、0.5kg重物1个、滑轮牵引固定架、血压计等
评估患者 (10分)	1. 评估患者病情、治疗及心理状态 2. 评估患者对疾病的认知程度及配合程度
操作要点 (60分)	1. 携用物至床旁,查对床号、姓名,向患者解释操作目的、过程及注意事项,消除其紧张心理,以取得合作 2. 插管前检查气囊是否漏气,管腔是否通畅,并分别标记三个腔的通道

续 表

项　目	技术操作要求
操作要点 （60分）	3. 试测气囊的注气量，一般胃囊注气200～300ml，压力50～70mmHg，食管囊注气80～120ml，压力30～40mmHg。检查合格后抽尽气囊内气体 4. 协助医师为患者取侧卧位，颌下铺一垫巾，用棉签清洁鼻腔 5. 用液状石蜡润滑双囊三腔管前端和双气囊 6. 将双囊三腔管从患者鼻腔插入，达咽喉部时，嘱其做吞咽动作，以利于三腔管顺利插入。将双囊三腔管插至55～65cm处时，如能通过胃管腔抽出胃液，即表示管端已达到幽门 7. 插管成功后自胃管抽尽胃液后，用注射器按原预测好的气量向胃囊注气，注气毕用止血钳夹闭，防止漏气。将三腔管向外牵引，直至感觉有弹性阻力，表明胃囊已压迫胃底贲门部，拉紧后用蝶形胶布将管固定在患者面部，协助患者平卧后，用线绳将双囊三腔管通过滑轮支架和重物牵拉至床尾 8. 双囊三腔管固定后，严密监测生命体征和抽吸胃液。根据患者情况确定食管囊是否注气，如需注气按原预测好的气量向食管囊注气，压迫食管下1/3段，然后用止血钳夹闭开口处 9. 压管期间，每2小时抽吸胃管1次，观察是否有出血；每4小时测量气囊压力1次。每隔24h放气或缓解牵引1次，一般每次放气30min 10. 出血停止24h后，遵医嘱放松牵引和放去气囊气体（先将食管囊的气体放出，再将胃囊的气体放出），继续观察24h，无继续出血遵医嘱方可拔管 11. 拔管前，将气囊内余气抽净，给患者口服液状石蜡20～30ml，慢慢拔出双囊三腔管，防止损伤黏膜 12. 整理床单位，协助患者取舒适卧位，感谢患者的配合 13. 分类整理用物，洗手并做好记录
指导患者 （10分）	1. 向患者解释操作目的及术后注意事项 2. 指导患者配合要点
提问（10分）	目的、注意事项及相关理论知识

【注意事项】

1. 使用双囊三腔管前应检查管和囊的质量,橡胶老化或充盈的气囊形状偏移不成球形者不宜使用。

2. 压管期间注意观察患者鼻子部位双囊三腔管的刻度,一般成年人置管深度为55～65cm,但一般进口管上标记的刻度自胃囊部位开始,则患者鼻子部位刻度应为40～50cm。因此,插管前务必检查双囊三腔管上的刻度标记,并记录好插管深度。

3. 气囊压迫期间须密切观察脉搏、呼吸、血压的变化,胃囊充气不足、漏气或牵引过大,会出现双囊三腔管向外滑脱,气囊压迫咽喉部,会导致患者呼吸困难甚至窒息,应紧急处理。

4. 三腔管压迫期限为72h,如有继续出血,可适当延长时间。

十二、自体腹水浓缩回输术

【目的】

用于难治性腹水的治疗,减轻腹水患者的腹胀症状,减少因大量放腹水而造成的蛋白质丢失。

【方法及标准】

自体腹水浓缩回输术操作方法及评分标准:100分。

项　　目	技术操作要求
操作准备 (10分)	1. 护士准备:衣帽整洁,洗手,戴口罩 2. 用物准备:治疗盘内置2%碘酊、75%乙醇、无菌棉签、砂轮、弯盘;腹水浓缩机1台、腹水浓缩器1副、动静脉血液管1根、一次性大静脉营养袋(3000ml)1个或2个、无菌手套2副、无菌排气针头2个、5ml注射器2个、洁净瓶塞1个、输液网套2个;2mg地塞米松1支或2支,12 500U肝素1支、500ml生理盐水2瓶
评估患者 (10分)	1. 评估患者病情、治疗及心理状态 2. 评估患者对疾病的认知程度及配合程度

续 表

项　目	技术操作要求
操作要点 （60分）	1. 查对床号、姓名，向患者解释操作目的及操作时应注意的事项，消除其紧张心理，以取得合作 2. 腹水浓缩机的准备：①打开电源开关；②打开控制开关；③打开滚压泵，调节流量242～252ml/min；④打开负压泵，调节工作压力24.5～28.5kPa；⑤选择记忆键，关闭滚压泵；⑥戴无菌手套，安装腹水浓缩器与动静脉血液管（腹水浓缩器蓝色接头向上，红色接头向下，动静脉管红色接头为入管，蓝色接头为出管，粗管在滚压泵位置），胶塞塞在浓缩器的下方；⑦将500ml生理盐水2瓶，消毒后挂在腹水浓缩机的挂钩上，将动静脉血液管上端针头插入，并插入排气针头，冲洗腹水浓缩器和动静脉血液管 3. 按腹腔穿刺术操作规程为患者放腹水，将腹水引流入大静脉营养袋中 4. 腹水浓缩：①在装有患者腹水的大静脉营养袋中注入12 500U肝素1支后，关闭调节夹，挂在腹水浓缩机的挂钩上，与动静脉血液管相连，打开营养袋上的调节夹；②打开滚压泵，开始浓缩运行，将腹水浓缩至1/10～1/8后关闭滚压泵开关，再关闭运行开关，关闭营养袋上的调节夹，将营养袋与动静脉管分离，取下浓缩的腹水 5. 按常规输液法，用输血器将浓缩的腹水通过静脉输入患者体内，同时将地塞米松2mg从输液器滴壶注入 6. 将腹水浓缩器与动静脉管取下，按医用垃圾处理；将引流瓶中的液体倒掉，清洗引流瓶后用含有效氯为0.1%的消毒液浸泡，以备下次使用。操作过程中严密观察病情变化和患者的反应，询问患者有无不适并及时报告医师配合处理 7. 操作完毕，协助患者整理衣被，取舒适卧位。清理用物、洗手并做好记录
指导患者 （10分）	1. 向患者解释操作目的及术后注意事项 2. 指导患者配合要点

续 表

项　目	技术操作要求
提问（10分）	目的、注意事项及相关理论知识

【注意事项】

1. 癌性腹水、血性腹水、食管-胃底静脉重度曲张有活动性出血倾向或有出血史的患者、腹腔感染及心功能不全者为腹水浓缩回输的禁忌证。

2. 腹腔穿刺后的腹水标本送常规检验检查，白细胞数＜30/ml方可进行回输。

3. 进行腹腔穿刺和腹水浓缩过程中应严格执行无菌操作。

4. 浓缩后的腹水不宜放置过久，以防污染和细菌生长繁殖；浓缩后的腹水应为浅黄色，如发现腹水颜色发黑，有絮状物、沉淀物时，应考虑被污染不能再回输给患者。

5. 给患者进行浓缩腹水静脉回输时注意控制滴速，要严密观察病情，注意患者主诉，如有寒战、发热应立即停止腹水回输，按输液反应处理。

6. 在腹水浓缩过程中，腹水浓缩机下端引流瓶中的滤出液应及时清理。

十三、体位引流术

利用重力作用使肺、支气管内分泌物排出体外，又称重力引流。

【目的】

帮助排痰，维持呼吸道通畅。

【适应证】

支气管扩张症、肺脓肿、慢性支气管炎等痰液较多者。

【禁忌证】

患者体质差不能耐受者，严重的心血管疾病，如高血压、心功能Ⅲ～Ⅳ级，肺水肿患者，近期内有大咯血，禁忌体位引流。

【方法及标准】

体位引流术操作方法及评分标准:100分。

项　目	技术操作要求
操作准备 （10分）	1. 护士准备:衣帽整洁,洗手,戴口罩 2. 用物准备:软枕3个,木椅,可调节床,痰杯,毛巾,水杯
评估患者 （10分）	1. 评估患者病情、治疗及心理状态 2. 评估患者对疾病的认知程度及配合程度。向患者说明操作目的及操作过程,术中的感受,要向患者强调引流的重要性,要求患者尽量配合
操作要点 （60分）	1. 查对床号、姓名,向患者解释操作目的和原理,消除其紧张心理,以取得合作 2. 根据病变部位,协助患者取相应肺段支气管引流的体位。见附表。使该肺段支气管内的痰液,借助重力作用,顺体位由气管排出 3. 嘱患者先做深呼吸运动,然后鼓励患者咳嗽,以促使痰液引流,必要时协助叩背排痰 4. 如痰液黏稠不易排出者,遵医嘱先给予雾化吸入或用祛痰药后再行引流。体位引流过程中密切观察病情,若出现心慌、呼吸困难加重,应立即停止体位引流 5. 记录排出的痰量及性状,必要时送检 6. 操作完毕整理床单位,协助患者取舒适卧位,感谢患者的配合
指导患者 （10分）	1. 引流中鼓励患者咳嗽 2. 指导患者配合要点 3. 每次引流后指导患者进行深呼吸运动和有效咳嗽
提问（10分）	目的、注意事项及相关理论知识

附:肺段支气管顺位排痰体位

病变部位	体　位
左上叶后段	右侧卧位或俯卧位,上半身向左转1/4,右臂后伸,用3个枕头使头部及肩部垫起

续 表

病变部位	体 位
下叶后基底段	适用于缺少俯卧架、床位狭小的病房,床边地上放泡沫塑料垫,上放枕头。患者横卧,前臂倚地板上的枕头,双腿搁床上,躯干前倾约 45°俯卧于俯卧架上,全身松弛,头略偏向一侧,枕于手上,俯卧架应固定成 90°俯卧,腹下垫枕,此法用于上述两法不适用时,床尾抬高 45～50cm
下叶基底段	仰卧,膝下垫枕,使腹肌松弛,床尾抬高 45～50cm
下叶尖段	仰卧,腹下垫枕
左下叶侧基底段	右侧卧位,垫枕以保持脊柱平直,右肩勿靠枕头之上,床尾抬高 45～50cm
右上叶后段	左侧卧位或俯卧位,上半身向右转 1/4,左臂向后方伸展,头部及腹侧用枕支持
上叶前段	仰卧,膝下垫枕,以助腹肌松弛
下叶侧基底段	仰卧,向右侧转 1/4,左侧上位,屈膝以助腹肌松弛,床尾抬高 30cm,拍击患区胸壁促使分泌物排出
右中段	须以右侧上位及床尾抬高 30cm

【注意事项】

1. 体质虚弱、严重心功能不全或大咯血者慎用。

2. 引流过程中患者如出现胸闷、呼吸困难、心悸、大汗时应停止引流,卧床休息。

3. 明确病灶部位后采取相应引流体位。使病变肺叶处于高处,引流支气管开口向下,对病变广泛者,可轮流采取若干体位进行引流。

4. 引流通常多在早饭前(30min)及夜间睡眠前进行,每次 10～15min。

5. 每次引流后指导患者进行深呼吸运动和有效咳嗽。

6. 备好吸痰装置,必要时吸痰。

十四、锁骨下静脉穿刺置管术

【目的】

1. 置入心内起搏器。
2. 输入高渗刺激性药物。

【适应证】

1. 全肠外营养者,如胃肠手术及大手术后,不能通过胃肠道进食。
2. 肿瘤患者接受化疗等刺激性药物及放疗引起严重胃肠道反应。
3. 各种原因引起大出血、休克需迅速大量输液和纠正血容量不足者。
4. 外周血管穿刺困难者。
5. 测量中心静脉压。

【禁忌证】

1. 心力衰竭。
2. 严重出凝血障碍,如白血病,易造成出血感染。
3. 上腔静脉,头臂静脉,锁骨下静脉损伤者。
4. 大面积烧伤合并感染,避免引起败血症。
5. 穿刺部位炎症,淋巴结转移或胸廓畸形。
6. 严重肺气肿,剧烈咳嗽及极度衰竭者。
7. 不合作或躁动患者。

【方法及标准】

锁骨下静脉穿刺置管操作方法及评分标准:100分。

项 目	技术操作要求
操作准备 (10分)	1. 护士准备:衣帽整洁,洗手,戴口罩 2. 用物准备:锁穿包内置弯盘1个、持针器、剪刀各1把,孔巾1块,小皮针1个,1号缝线1根,纱布4块。备皮包内弯盘1个,镊子1把,小药杯2个,棉球7~10个。中心静脉套件(导管)1套,2%碘酊,75%乙醇,1%甲紫(龙胆紫),2%利多卡因5ml,肝素溶液500ml,无菌手套1副,一次性注射器5ml 2个、20ml 1个

续　表

项　目	技术操作要求
评估患者 (10分)	1. 评估患者病情、治疗及心理状态 2. 评估患者对疾病的认知程度及配合程度
操作要点 (60分)	1. 将用物携至患者床旁,核对患者床号、姓名,并向患者及其家属说明锁骨下静脉穿刺置管的目的、意义、过程、注意事项,取得患者的合作。让患者或其家属在知情同意书上签字 2. 体位:去枕侧头平卧位、头低肩高位、或半卧位。操作中及时沟通,缓解心理压力,消除其紧张情绪,使患者放松心情 3. 定位分为两路 (1)锁骨上路:胸锁乳突肌的锁骨头外侧缘,锁骨上缘的1cm处进针。以选择右侧穿刺为宜,因在左侧穿刺易损伤胸导管 (2)锁骨下路:①锁骨中点,锁骨下缘1cm。紧贴锁骨下缘,向胸锁关节上缘方向进针。②锁骨中内1/3交界,锁骨下缘1cm。紧贴锁骨下缘,向甲状软骨下缘进针 4. 步骤 (1)打开穿刺包戴手套,待助手常规皮肤消毒后,铺孔巾 (2)助手协助打开中心静脉导管,用10ml注射器抽肝素溶液,用5ml注射器吸利多卡因2ml (3)在预定进针点做局部麻醉并试穿静脉,角度一般为35°~45°,深度以抽到回血 (4)用特制穿刺针连接配套注射器,沿试穿方向角度穿刺同时抽回血,见暗红色血液即证实刺入锁骨下静脉,左手固定针头和注射器,右手将导丝推进器连接,将导丝缓缓送进,导丝深度距皮肤10~12cm,将导丝推进器与注射器一并退出,保留导丝,将中心静脉导管沿导丝送入10~12cm即可,再将导丝退出,左手将导管反折,右手用另一注射器抽肝素溶液抽回血,同时抽出导管内空气,冲净后关闭导管上的水止,连接肝素帽 5. 妥善固定导管,进行操作后查对 6. 操作完毕整理床单位,协助患者取舒适卧位,感谢患者的配合 7. 分类整理用物,洗手并详细记录

续 表

项 目	技术操作要求
指导患者 （10分）	1. 向患者解释操作目的及术后注意事项 2. 指导患者配合要点
提问（10分）	目的、注意事项及相关理论知识

【注意事项】

1. 穿刺点选择要准确，严格掌握穿刺角度。

2. 穿刺部位备皮范围符合要求。

3. 导管误入动脉应立即拔针按压不少于5min。

4. 导管使用期间各环节严格无菌操作，并坚持每周换药2次并保持局部清洁干爽，以免发生感染，一旦发生感染立即拔管。

5. 每日输液前先抽回血以确保导管在血管内。输液完毕用50U/ml肝素溶液6～8ml封管，注意边注射边退针保持正压封管。

6. 导管堵塞输液不畅时，先用抗凝药抽吸见有血块吸出再注抗凝药，不要用力加压冲导管。

7. 肝素帽使用要定期更换，一般1～2周换1次，避免感染及漏气。

8. 导管固定要牢，要向患者交代注意事项，如不穿套头衣服，以免导管拉出，天气热时易使敷贴松动应及时更换。

9. 细菌培养时，先消毒周围皮肤，用无菌镊子将导管缓慢拔出，再用剪刀剪下送检。

10. 拔管时患者要卧床，不要站立以减少导管刺激造成的一系列症状，并检查导管是否完整，穿刺点用无菌棉球按压，并无菌敷料密闭包扎24h，防止气体进入。嘱患者平卧30min。

十五、股静脉穿刺置管术

【目的】

解决头颈、面部大手术后需长期输液的需要及危重患者在短时间内建立静脉通路保证治疗和营养物质供给。

【适应证】

头颈,面部大手术后或上腔静脉压迫不宜行锁骨下静脉穿刺置管或因锁骨下静脉穿刺失败者及重症极度衰竭需快速输液而周围静脉穿刺困难者。

【禁忌证】

1. 严重出凝血障碍,如白血病,易造成出血感染。
2. 穿刺部位炎症,淋巴结转移。

【方法及标准】

股静脉穿刺置管操作方法及评分标准:100分。

项 目	技术操作要求
操作准备 (10分)	1. 护士准备:衣帽整洁,洗手,戴口罩 2. 用物准备:股穿包内置弯盘1个,持针器、剪刀各1把、孔巾1块,小皮针1个,1号缝线1根,纱布数块。备皮包内置弯盘1个、镊子1把、小药杯2个、中棉球7～10个。中心静脉导管1套,2%碘酊、75%乙醇、1%甲紫,2%利多卡因5ml,无菌肝素溶液(生理盐水250ml+肝素12 500U)适量,无菌手套1副,5ml、10ml注射器各1个
评估患者 (10分)	1. 评估患者病情、治疗及心理状态 2. 评估患者对疾病的认知程度及配合程度
操作要点 (60分)	1. 将用物携至患者床旁,核对床号、姓名,向患者及其家属说明股静脉穿刺的目的、意义、过程及配合方法,消除其紧张情绪,取得患者的合作,并让患者或其家属在知情同意书上签字 2. 体位:协助患者取仰卧位,术侧下肢伸直并略外展外旋。妥善遮盖患者,冬季注意保暖 3. 定位:于腹股沟处扪及股动脉搏动最明显的部位并给予固定,在股动脉内侧0.5cm处做穿刺点标记 4. 步骤 (1)局部备皮,包括剃去部分阴毛。常规消毒皮肤,戴手套,铺孔巾 (2)助手协助打开中心静脉导管,用10ml注射器抽肝素溶液,用5ml注射器抽吸利多卡因2ml

续 表

项　目	技术操作要求
操作要点 （60分）	（3）在预定穿刺点处做局部麻醉并试穿股静脉，角度一般为35°～45°，深度以抽到回血为宜 （4）用特制穿刺针连接配套注射器，沿试穿方向角度穿刺，穿刺同时抽回血，见暗红血即证实刺入股静脉，左手固定针头和注射器，右手将导丝推进器连接，将导丝缓缓送进，导丝深度（距皮肤）15cm，将导丝推进器与注射器一并退出，保留导丝，将中心静脉导管沿导丝送入15cm即可，再将导丝退出，左手将导管反折，右手用另一注射器抽肝素溶液抽回血，同时抽出导管内空气，冲净后关闭导管水止，连接肝素帽。操作过程中要观察患者的反应，发现异常及时采取应急措施 （5）用活动缝合翼固定穿刺点0.5cm处，皮针缝合与皮肤固定 （6）无菌透明敷料覆盖穿刺点处，导管末端蝶形胶布固定。进行操作后查对 （7）操作完毕整理床单位，协助患者取舒适体位，感谢患者的配合 （8）分类整理用物、洗手并记录
指导患者 （10分）	1. 向患者解释操作目的及术后注意事项 2. 指导患者配合要点
提问(10分)	目的、注意事项及相关理论知识

【注意事项】

1. 穿刺点选择要准确。

2. 穿刺部位备皮范围要广泛，剃去部分阴毛以防感染。

3. 误入股动脉应立即拔针，用无菌纱布按压穿刺处5～10min，直至不出血为止，以免引起出血及皮下血肿。

4. 导管使用期间各环节严格无菌操作，并坚持每周换药2次并保持局部清洁干爽，以免发生感染，一旦发生导管感染立即拔管。

5. 每日输液前先抽回血以确保导管在血管内,输液完毕用 50U/ml 肝素溶液 6～8ml 封管,注意边注射边退针使全程均注有抗凝药。

6. 导管堵塞输液不畅时,先用抗凝药抽吸见有血块吸出再注抗凝药,不要用力加压冲导管。

7. 肝素帽使用要定期更换,一般 2 周换 1 次,避免感染及漏气。

8. 导管固定要牢,要向患者交代注意事项,如穿脱裤子时注意,以免导管拉出。

9. 需做细菌培养时,先消毒周围皮肤,用无菌镊子将导管缓慢拔出,再用剪刀剪下送检。

10. 密切观察下肢情况,如发现肢体肿胀、疼痛、皮温升高、皮肤发绀,考虑深静脉血栓形成,应抬高下肢 20°～30°,卧床 10d,必要时给予抗凝治疗。

十六、血糖监测

【目的】

监测患者血糖水平,评价代谢指标,为临床治疗提供依据。

【方法及标准】

血糖监测操作方法及评分标准:100 分。

项　　目	技术操作要求
操作准备 (10 分)	1. 护士准备:衣帽整洁、洗手、戴口罩 2. 用物准备:血糖仪以 oneTouchsureStep^{TM}(美国强生稳步倍加型)血糖监测仪为例。采血笔、采血针、试纸、2％碘酊、75％乙醇、无菌棉签、记录单、笔
评估患者 (10 分)	1. 询问、了解患者的身体状况 2. 向患者解释血糖监测的配合事项,取得患者配合
操作要点 (60 分)	1. 携用物至床旁,核对床号、姓名,确认患者是否符合空腹或餐后 2h 血糖测定的要求

续表

项　目	技术操作要求
操作要点 （60分）	2. 取下采血笔，将采血针插入针座，推入采血针直至采血针固定在针座上 3. 小心取下采血针的保护盖 4. 如果使用的是可调节采血笔，可根据需要调节采血笔的扎针深度设定 5. 卡紧可调节采血笔 6. 协助或指导患者用肥皂和温水洗手。为了促进指尖血液循环，护士从患者手腕向指尖部按摩2～3次 7. 按下蓝色电源按钮，血糖仪开机，此时出现屏幕检查。仔细检查所有显示的符号，随后显示最近测定的结果（若系首次测量则显示…） 8. 对比血糖仪屏幕中的代码与试纸瓶上的代码是否相符，如两者不一致，请按下绿色按钮，直至代码相符 9. 从试纸瓶中取出试纸，然后盖好瓶盖 10. 常规消毒采血手指，采血针紧靠在患者指尖的一侧刺入，每次选取不同的采血点，以防止出现局部肿痛 11. 将1滴血滴入粉红色试纸区的中央，不可反复滴入血液，否则会导致测量结果不准确 12. 待试纸背面的确认圆点变蓝，执行下一步 13. 确认血糖仪处于开机状态，将试纸尖端插入血糖仪试纸支撑区的底部。当血糖仪读取结果时，屏幕上会闪烁时钟符号。约30s后即显示测量结果，倒数完毕后，才能取出试纸 14. 将测量结果记入血糖记录单，并再次进行查对 15. 取出并丢弃试纸 16. 按下蓝色按钮，关闭血糖仪 17. 取下可调节采血笔盖 18. 将保护盖放到硬物表面上，并将采血针头推入盖中 19. 采血针头朝下朝外，然后将采血针直接倒入盛放污物的容器中 20. 按照采血笔说明，将可调节采血笔放回原来位置。整理用物、洗手并记录

续 表

项　目	技术操作要求
指导患者 (10分)	1. 告知患者血糖监测的目的 2. 指导患者穿刺后按压时间1～2min 3. 对需要长期监测血糖的患者,可以教会患者血糖监测的方法
提问(10分)	目的、注意事项及相关理论知识

【注意事项】

1. 测血糖前,确认血糖仪上的代码与试代号码一致。
2. 确认患者手指乙醇干透后实施采血。
3. 滴血量应使试纸测试区完全变成红色。
4. 避免试纸发生污染

十七、胰岛素泵操作技术

【目的】

最大限度地模拟正常人体的胰岛素分泌,以使患者血糖水平控制正常。

【适应证】

1. 1型糖尿病患者血糖波动较大,经分次胰岛素注射而血糖难以控制者,或酮症酸中毒及糖尿病合并妊娠等。

2. 患者较年轻,有一定文化水平和理解能力,能够严格控制饮食,并坚持自我血糖监测。

3. 最近有研究表明,胰岛素泵对新近诊断的1型糖尿病患者的胰岛B细胞功能有保护作用。

【方法及标准】

胰岛素泵操作方法及评分标准:100分。

项　目	技术操作要求
操作准备 （10分）	1. 护士准备：衣帽整洁，洗手，戴口罩 2. 用物准备：胰岛素泵、留置针、延长管、敷贴、2%碘酊、75%乙醇、棉签、胰岛素泵储存器 3. 患者准备：患者沐浴、更衣，以防皮肤感染
评估患者 （10分）	1. 询问、了解患者的身体状况 2. 向患者解释胰岛素泵操作的目的、方法，取得患者配合
操作要点 （60分）	1. 按医嘱根据患者以往胰岛素用量和血糖水平设置基础率和餐前最大剂量 2. 携用物至患者床旁，核对核对患者床号、姓名，向患者及其家属详细解释应用目的、效果及步骤，说明安装后应注意的问题及机器发出报警后的应急处理，以消除患者紧张情绪及顾虑，使其更好地配合 3. 安装胰岛素泵，检查胰岛素，并提前将其放置在室温下，用胰岛素储存器抽取所需胰岛素剂量后排尽空气，连接延长管及留置针，向前推注药液至针头 4. 选择注射部位：协助患者取平卧位，松开腰带暴露至下腹部，选择脐周距脐2cm以外扎腰带不受影响的部位 5. 用2%碘酊消毒2次，75%乙醇脱碘2次，待干后，左手捏紧皮肤，右手持针，快速刺入皮下，拔出针芯，用贴膜固定 6. 将泵置于腰带或裤带等处。协助患者整理好衣物，询问有无不适，并给予适当调整。必要时协助患者自理，把经常使用的物品和传呼装置放在患者伸手可取处
指导患者 （10分）	1. 告知患者术后注意事项 2. 指导患者配合要点
提问（10分）	目的、注意事项及相关理论知识

【注意事项】

1. 核对时钟时间与用泵时间必须相同。
2. 胰岛素浓度核对无误。

3. 最大基础量确定数值合理。
4. 最大餐前量确定数值合理。
5. 换药前必须人机脱离方可操作。
6. 针长选择合理,储液器内无气体。
7. 注射前将泵调至时钟液面,待穿刺完成后开启输注开关。
8. 用泵前必须确定患者停用中、长效胰岛素超过24h。
9. 保持皮肤清洁干爽,指导患者加强个人卫生,注意保暖。

十八、心电监测技术

【目的】
监测患者心率、心律变化。

【方法及标准】
心电监测操作方法及评分标准:100分。

项目	技术操作要求
操作准备 (5分)	1. 护士准备:衣帽整洁、洗手 2. 用物准备:心电监护仪、电极片数个
评估患者 (15分)	1. 评估患者病情、意识状态 2. 评估患者皮肤情况 3. 对清醒患者,告知监测的目的及方法,取得患者合作 4. 评估患者周围环境、光照情况及有无电磁波干扰
操作要点 (60分)	1. 携用物至患者床旁,核对患者床号、姓名,向患者及其家属解释心电监测的目的、方法及注意事项,取得患者的合作 2. 连接电源,打开电源开关,检查心电监护仪的性能及导线连接是否正常 3. 清洁患者皮肤,保证电极与皮肤表面接触良好 4. 将电极片连接至监测仪导联线上,按照监测仪标识要求贴于患者胸部正确位置,避开切口,必要时应当避开除颤部位 5. 选择导联,保证监测波形清晰、无干扰,设置相应合理的报警界限 6. 遵医嘱记录监护参数

续 表

项 目	技术操作要求
操作要点 （60分）	7. 停止心电监护时，先向患者说明，取得合作 8. 关机，断开电源 9. 取下患者胸部电极片，清洁局部皮肤，协助患者穿衣 10. 整理床单位及用物，感谢患者的配合
指导患者 （10分）	1. 告知患者不要自行移动或者摘除电极片 2. 告知患者和其家属避免在监测仪附近使用手机，以免干扰监测波形 3. 指导患者学会观察电极片周围皮肤情况，如有痒痛感及时告诉医护人员
提问（10分）	目的、注意事项及相关理论知识

【注意事项】

1. 根据患者病情，协助患者取平卧位或者半卧位。

2. 密切观察心电图波形，及时处理干扰和电极脱落。

3. 每日定时回顾患者24h心电监测情况，必要时记录。

4. 正确设定报警界限，不能关闭报警声音。

5. 定期观察患者粘贴电极片处的皮肤，定时更换电极片和电极片位置。

6. 对躁动患者，应当固定好电极和导线，避免电极脱位及导线打折、缠绕。

7. 停机时，先向患者说明，取得合作后关机，断开电源。

十九、血氧饱和度监测技术

【目的】

监测患者机体组织缺氧状况。

【方法及标准】

血氧饱和度监测操作方法及评分标准：100分。

项　目	技术操作要求
操作准备 （10分）	1. 护士准备：衣帽整洁、洗手 2. 用物准备：脉搏血氧饱和度监测仪，或者监测模块及导线与多功能监护仪
评估患者 （20分）	1. 了解患者身体状况、意识状态、吸氧流量 2. 向患者解释监测目的及方法，取得患者合作 3. 评估局部皮肤或指（趾）甲情况 4. 评估周围环境光照条件，是否有电磁干扰
操作要点 （55分）	1. 携用物至床旁，核对患者床号、姓名，向患者及其家属解释血氧饱和度监测的目的、方法及注意事项，取得患者的合作 2. 连接电源，打开电源开关，检测仪器功能是否完好 3. 清洁患者皮肤及指（趾）甲 4. 将传感器正确安放于患者手指、足趾或耳郭处，使其光源透过局部组织，保证接触良好 5. 根据患者病情调整波幅及报警界限
指导患者 （10分）	1. 告知患者不可随意摘取传感器 2. 告知患者和其家属避免在监测仪附近使用手机，以免干扰监测波形
提问（5分）	目的、注意事项及相关理论知识

【注意事项】

1. 观察监测结果，发现异常及时报告医师。

2. 下列情况可以影响监测结果：患者发生休克、体温过低、使用血管活性药物及贫血等。周围环境光照太强、电磁干扰及涂抹指甲油等也可以影响监测结果。

3. 注意为患者保暖，患者体温过低时，采取保暖措施。

4. 观察患者局部皮肤及指（趾）甲情况，定时更换传感器位置。

二十、输液泵/微量输注泵的使用技术

【目的】

准确控制输液速度,使药物速度均匀、用量准确并安全地进入患者体内发生作用。

【方法及标准】

输液泵操作方法及评分标准:100分。

项　目	技术操作要求
操作准备 (10分)	1. 护士准备:衣帽整洁、洗手、戴口罩 2. 物品准备:输液泵、泵管,治疗单,一次性输液器,药液,治疗盘内置2%碘酊、75%乙醇、棉签、弯盘、网套、启瓶器
评估患者 (10分)	1. 了解患者身体状况,向患者解释,取得患者合作 2. 评估患者注射部位的皮肤及血管情况
操作要点 (60分)	1. 携用物至患者床旁,核对床号、姓名、药物等,向患者及其家属解释使用输液泵的必要性及注意事项,取得患者的合作 2. 将输液泵固定在输液架上,接通电源,打开电源开关 3. 按输液法静脉输液。输液管排气后,打开输液泵泵门,将输液器茂菲滴管下段输液管部分呈S形放置在输液泵的管道槽中,关闭泵门,按医嘱设定每毫升滴数及输液量限制 4. 按输液法穿刺成功后,确认输液泵设置无误,按压"开始/停止"键,启动输液 5. 当输液量接近预先设定的"输液量限制"时,"输液量显示"键闪烁,提示输液结束。揭开胶布,再次按压输液泵"开始/停止"键,停止输液,拔针后按压"开关"键,关闭输液泵 6. 打开"泵门",取出输液管。协助患者取舒适卧位,整理床单位,感谢患者及其家属的配合 7. 分类清理用物,洗手,做好记录
指导患者 (15分)	1. 告知患者使用输液泵的目的、输入药物的名称、输液速度 2. 告知患者输液肢体不要进行剧烈活动

续表

项　目	技术操作要求
指导患者 （15分）	3. 告知患者及其家属不要随意搬动或调节输液泵，以保证用药安全 4. 告知患者有不适感觉或机器报警时及时通知医护人员
提问（5分）	目的、注意事项及相关理论知识

微量输注泵操作方法及评分标准：100分

项　目	技术操作要求
操作准备 （10分）	1. 护士准备：衣帽整洁、洗手、戴口罩 2. 用物准备：注射泵1台、治疗单、一次性20ml或50ml注射器1个、注射泵延长管、药液、治疗盘内置2%碘酊、75%乙醇、棉签、胶布、弯盘、启瓶器
评估患者 （10分）	1. 了解患者身体状况，向患者解释，取得患者合作 2. 评估患者注射部位的皮肤及血管情况
操作要点 （60分）	1. 配置药液，用注射器抽吸准备好，注明药液名称及药物浓度 2. 连接注射器与输注泵泵管，排尽空气 3. 将注射器安装在输注泵上 4. 携用物至患者床旁，核对床号、姓名，解释用输注泵的目的，消除患者紧张心理 5. 连接电源，打开泵开关 6. 遵医嘱设定输注液量、速度 7. 连接输注泵管与常规输液管 8. 分类清理用物，洗手，做好记录
指导患者 （15分）	1. 告知患者使用输注泵的目的、输入药物的名称、输液速度 2. 告知患者输液肢体不要进行剧烈活动 3. 告知患者及其家属不要随意搬动或调节输注泵，以保证用药安全 4. 告知患者有不适感觉或机器报警时及时通知医护人员

项　目	技术操作要求
提问(5分)	目的、注意事项及相关理论知识

【注意事项】

1. 正确设定速度及其他必需参数,防止设定错误延误治疗。

2. 护士随时查看输注泵的工作状态,及时排除报警、故障,防止液体输入失控。

3. 注意观察穿刺部位皮肤情况,防止发生液体外渗,出现外渗及时给予相应处理。

二十一、睡眠呼吸监测技术

睡眠呼吸监测是利用多功能检查的多导仪,在患者睡眠时,经过一整夜(至少7h)的同步记录脑电图、眼动图、肌电图、口鼻气流、胸腹呼吸运动、血氧饱和度、心电图和鼾声等。

【目的】

根据睡眠呼吸监测的结果判断患者疾病的性质和严重程度,为治疗提供依据。

【适应证】

1. 睡眠时打鼾,频繁发生呼吸暂停;晨起感到头晕、胀、痛。

2. 昼间嗜睡;夜间睡眠动作异常。

3. 夜尿增多,性欲减退。

4. 夜间出汗、心悸、胸闷等;昼间乏力及反应迟钝。

5. 脾气暴躁或抑郁不振,注意力、记忆力下降。

6. 体重增加(肥胖)。

【方法及标准】

睡眠呼吸监测操作方法及评分标准:100分。

项　目	技术操作要求
操作准备 (10分)	1. 护士准备:衣帽整洁,洗手,戴口罩 2. 用物准备:剪子1把、75%乙醇棉球、弯盘、防过敏胶布、磨砂膏、手电、皮尺、纱布、听诊器、血压计、胶布、棉签、电极片
评估患者 (10分)	1. 了解患者身体状况,向患者解释,取得患者合作 2. 询问患者检查前是否饮酒、浓茶、咖啡,是否吃催眠药或其他影响睡眠的药物
操作要点 (60分)	1. 将用物携至患者床旁,核对患者床号、姓名,做好解释工作。检测前要询问患者的用药史,讲解注意事项,测试前排空大小便,并备尿壶(便盆),以便夜间使用,病情稳定、无急性病发作时进行。讲解测定参数及意义,取得患者合作 2. 测量颈围、身高、体重、测血压,询问有无高血压、糖尿病等病史,并记录 3. 接通多导睡眠监测仪电源,开机 4. 输入密码,点击 NetBeacon 进入监测界面 5. 患者取坐位或卧位,用棉签蘸取少许磨砂膏,分别擦拭下颌、颞部、耳后、左眼外眦、右眼外眦、两眉间、右肩部 6. 用75%乙醇棉球擦拭以上部位,以擦干净为宜 7. 将所有导连线前端连接电极片 8. 连接20根导联线 9. 连接完毕,点击"新建"输入患者资料 10. 点击"阻抗"了解电极接触情况,以阻抗<20Ω为正常 11. 点击"视频"观察患者活动情况 12. 点击"记录"开始 13. 停测前先关机,后取下电极。整理用物,洗手并记录
指导患者 (15分)	1. 告知患者注意事项 2. 指导患者配合要点
提问(5分)	目的、注意事项及相关理论知识

【注意事项】

1. 在进行睡眠监测前,将面部和头发洗干净,男性患者检查前剃须,不要使用摩丝、面霜或化妆品,干净的头发和皮肤使传感器灵敏度加强,也不容易脱落。

2. 不要改变日常生活习惯,如果通常服用某种药物应告知患者哪些药物不能停服。

3. 检查前勿饮酒、浓茶、咖啡,勿吃催眠药或其他影响睡眠的药物。

4. 检查当天不要午睡。

二十二、腹膜透析术

【目的】

利用腹膜的半透膜功能,使透析液与腹膜毛细血管内的血液之间进行物质交换,清除代谢产物与过多分,纠正水、电解质、酸碱紊乱,并通过提高透析液的渗透压进行脱水,保证机体内环境恒定。

【方法及标准】

腹膜透析操作方法及评分标准:100 分。

项 目	技术操作要求
操作准备 (10 分)	1. 护士准备:衣帽整洁,洗手,戴口罩 2. 用物准备:腹膜透析液 1 袋、一次性碘伏帽 1 只、管路蓝夹子 2 个、75%乙醇、输液架、台秤 1 架、塑料框 1 个、清洁擦布 1 块
评估患者 (10 分)	1. 评估患者病情、治疗及心理状态 2. 评估患者对疾病的认知程度及配合程度 3. 长期透析患者须评估患者及其家属自行操作的能力
操作要点 (60 分)	1. 查对床号、姓名,向患者解释操作目的,讲解腹膜透析的必要性和方法,使患者做好各种准备,消除其紧张心理,以取得合作 2. 带患者到专门的腹透间,对于卧床患者,护士应携用物到床旁 3. 用 75%乙醇擦拭操作台,从恒温箱中取出腹透液(37~38℃),用 75%乙醇擦拭外包装,称重并记录 4. 洗手,戴口罩,打开腹透液外包装,取出双联系统,检查接口拉环、管路、出口塞、腹透液袋是否完好无损,腹透液是否澄清、浓度、剂量是否正确,如需添加药物,按医师处方将其加入腹透液中

续　表

项　目	技术操作要求
操作要点 （60分）	5. 悬挂腹透液,高于患者腹部50～60cm,将引流袋放于塑料筐内,置于低于患者腹部50～60cm,的位置,夹闭入液管路 6. 左手同时持短管和双联系统接口,右手拉开接头拉环弃去,取下短管的碘伏帽弃去,迅速将双联系统与短管相连,连接时将短管口朝下,旋拧外管路至与短管完全密合 7. 打开短管开关,保持接口处无菌,开始引流,同时观察引流液是否混浊,引流完毕,关闭短管开关 8. 折断腹透液出口塞,打开入液管路夹子5s,观察腹透液流入引流袋,夹闭出液管路 9. 打开短管开关灌入腹透液,灌注结束后关闭短管开关,夹闭入液管路 10. 取一次性碘伏帽,将短管与双联系统分开,将短管口朝下,旋拧碘伏帽至完全闭合,将短管妥善固定 11. 称量透出液,做好记录,整理用物,腹透液按引流液处理方法进行消毒处理
指导患者 （15分）	1. 解释腹膜透析的必要性、方法及注意事项 2. 对长期透析的患者,向患者或其家属示教腹膜透析管道的护理方法,示教更换腹膜透析液的方法 3. 指导患者合理饮食
提问（5分）	目的、注意事项及相关理论知识

【注意事项】

1. 腹膜透析应严格无菌操作,最好在专门房间进行,病室内操作应每日紫外线消毒。

2. 腹透液悬挂不宜过高,以防压力过大损伤腹膜。

3. 灌注时速度应慢,腹透液温度适宜。

4. 详细记录每一次入液量和出液量及尿量,以观察腹透效果。

5. 如发现流出液混浊或同时伴发热、腹痛应及时与医师联系,留取透析液标本送检,按医嘱进行相应的处理。

6. 发现引流液中有絮状物或血块阻塞引流不肠时及时汇报医师,遵医嘱给予肝素或尿激酶入腹透液,并保留 2h。切不可抽吸,以免将大网膜吸入腹透管微孔。

7. 观察导管出口处有无感染,如有红、肿、热、分泌物,应及时留取分泌物培养并做药敏试验,及时应用抗生素。

8. 排液不畅时,应检查管路有无打折、堵塞、漂浮。

9. 胸、腹部大手术 3d 内,妊娠、肿瘤晚期的患者不宜做此治疗。

二十三、血液透析术

【目的】

清除体内多余水分及代谢废物(如尿素氮、肌酐等)或中毒,纠正水、电解质与酸碱失衡,以治疗急、慢性肾衰竭和某些药物中毒等疾病。

【方法及标准】

血液透析操作方法及评分标准:100 分。

项　目	技术操作要求
操作准备 (10 分)	1. 护士准备:衣帽整洁,洗手,戴口罩 2. 用物准备:治疗盘内置 2% 碘酊、75% 乙醇、无菌棉签、弯盘、垫巾 1 块、止血带 1 根、冲洗管 1 根、网套 2 个、透析机 1 台、透析器 1 个、透析管路 1 套、穿刺针 2 个、治疗巾 1 块、止血钳 4 把、一次性 20ml 注射器 1 个、胶布、创可贴 2 贴、纱球 2 个、弹性绷带;无菌生理盐水数瓶、抗凝药(肝素)、A、B 透析液,备齐急救物品
评估患者 (10 分)	1. 评估患者病情、治疗及心理状态 2. 评估患者对疾病的认知程度及配合程度
操作要点 (60 分)	1. 查对床号、姓名,向患者解释操作目的,向患者及其家属解释血液透析的方法及原理,消除其紧张心理,以取得合作,测量体重

续 表

项 目	技术操作要求
操作要点 (60分)	2. 开机,连接A、B透析液,调试机器至准备状态 3. 连接透析器及管路,用生理盐水预冲透析管路每个环节,排尽空气;连接空气、静脉压等监测器 4. 患者仰卧位,选择内瘘及静脉穿刺点,铺治疗巾,常规消毒,穿刺、固定,静脉推注首剂肝素 5. 连接动脉穿刺针,固定。打开夹子,开泵,将血引至静脉壶时关泵。用止血钳夹住静脉管,排尽空气;并连接静脉穿刺针,打开夹子,巾钳固定,打开静脉压监测夹子,开泵,将血流速由小到大逐渐调至100～200cm/min,遵医嘱设置治疗数据 6. 每小时测血压、脉搏,观察病情变化并记录 7. 治疗时间遵医嘱,通常为3～5h 8. 治疗结束,消毒穿刺点,拔出穿刺针,动静脉穿刺点以创可贴覆盖,上置纱球,并以弹性绷带加压固定30min。测体重。嘱患者睡眠时不要压迫术侧肢体,不穿紧身衣,不用术侧肢体负重及过度活动,保持术侧肢体的舒适体位,尽量伸展,不要久坐或久蹲
指导患者 (15分)	1. 讲解血液透析的方法及原理,消除其紧张心理 2. 指导患者保持敷料清洁和干燥,出现异常症状时立即就医
提问(5分)	目的、注意事项及相关理论知识

【注意事项】

1. 严格执行无菌操作。

2. 严密观察意识、血压、脉搏、体温变化,注意有无低血压、发热、高血压及心律失常。

3. 观察透析器及管路有无凝血、漏血,穿刺部位有无渗血、穿刺针脱落。

4. 透析结束回血时,用生理盐水回血,禁止打开气泡监测夹子,严防空气进入体内。

5. 无肝素透析患者,平均每 20～30 分钟用 100～200ml 生理盐水冲洗管路,观察管路有无凝血现象,如果凝血严重,需要立即结束透析。

6. 在透析过程中,除特殊医疗外,尽量不输血制品或黏稠度较高的液体,防止阻塞透析器,造成凝血现象。

7. 不在插管肢体测量血压及采集血标本,禁在插管近端结扎肢体。

8. 内瘘术后早期教会患者锻炼术侧肢体,促进内瘘成熟。

9. 教会患者通过在瘘部位除脉搏和震颤来检查动-静脉通路。

10. 指导患者合理饮食,多食优质高蛋白、高热量食物及新鲜水果、蔬菜。

第二节 外科护理操作

一、备 皮 法

【目的】

1. 清除手术区域毛发和污垢,有利于皮肤彻底消毒。
2. 防止术后切口感染或愈合不良。

【方法及标准】

备皮操作方法及评分标准:100 分。

项　目	技术操作要求
操作准备 (10 分)	1. 护士准备:衣帽整洁,洗手,戴口罩 2. 用物准备:治疗盘、弯盘、治疗碗、一次性备皮刀、镊子、棉签、纱布、20%温热肥皂液及温热清水、汽油、75%乙醇、垫巾、手电筒、毛巾、面盆、软毛刷、屏风等
评估患者 (10 分)	1. 询问、了解患者的身体状况 2. 评估患者备皮区域皮肤完整情况和清洁度 3. 评估患者对该手术和备皮的认知情况

续 表

项　目	技术操作要求
操作要点 （60分）	1. 核对医嘱，备齐用物 2. 携用物至床旁（情况允许最好在换药室或处置室进行）。核对患者姓名、床号、诊断、手术部位及手术时间。向患者解释备皮的目的，取得合作 3. 关闭门窗，遮挡屏风，注意保暖。协助患者取合适的体位，暴露备皮部位，身下铺垫巾 4. 用软毛刷蘸肥皂液或用滑石粉涂抹备皮区域，一手用纱布绷紧皮肤，另一手持备皮刀，备皮刀与皮肤成30°～45°，从上至下顺着毛发方向轻轻剃除毛发 5. 用温热水毛巾清洁皮肤并擦干。腹部手术者，用棉签蘸汽油清洁脐部污垢，再用75%乙醇消毒。用手电筒检查备皮部位毛发是否剃净，皮肤有无损伤 6. 指导患者沐浴、更衣。卧床患者应床上擦浴 7. 撤除床上垫巾，整理患者衣被，安置患者舒适体位，感谢患者的配合，开窗通风 8. 分类整理用物，洗手，记录
指导患者 （10分）	1. 告知患者备皮的目的和配合要求 2. 操作过程中及时沟通，询问患者备皮的力度和擦浴的水温是否适宜，如有不适及时调整 3. 宣教术前注意事项
提问（10分）	目的、注意事项及相关理论知识

【注意事项】

1. 备皮刀的刀片应锐利。

2. 备皮刀的刀架用后应严格消毒，防止交叉感染。

3. 检查手术区皮肤，如有割痕、发红等异常情况，应通知医师。如为二次手术要避开缝线区，敷料周边胶布痕迹要用汽油或乙醇清洁干净。

4. 动作轻柔，注意患者的保暖。

5. 备皮一般在术前1d进行,如果手术因故推迟,应重新备皮。
6. 小儿手术一般不剃毛发,只做清洁处理。

二、胃肠减压技术

【目的】
1. 解除或者缓解肠梗阻所致的症状。
2. 进行胃肠道手术的术前准备,以减少胃肠胀气。
3. 术后吸出胃肠内气体和胃内容物,减轻腹胀,减少缝线张力和伤口疼痛,促进伤口愈合,改善胃肠壁血液循环,促进消化功能的恢复。
4. 通过对胃肠减压吸出物的判断,可观察病情变化和协助诊断。

【方法及标准】
胃肠减压操作方法及评分标准:100分。

项 目	技术操作要求
操作准备 (10分)	1. 护士准备:衣帽整洁、洗手、戴口罩 2. 用物准备:①插管备治疗卡、治疗盘、治疗碗内盛生理盐水或凉开水、治疗巾、一次性12~14号胃管、20ml注射器、液状石蜡、纱布、棉签、胶布、镊子、止血钳、弯盘、压舌板、听诊器、胃肠减压器;②拔管备治疗碗(内放纱布2块)、弯盘、75%乙醇、松节油、棉签等
评估患者 (10分)	1. 询问、了解患者的身体状况及鼻腔情况(有无肿胀、炎症、息肉等) 2. 向患者解释胃肠减压的目的、步骤,取得患者配合
操作要点 (60分)	1. 携用物至床旁,核对患者的床号、姓名 2. 根据病情、年龄选择合适型号的胃管 3. 取下活动义齿,协助患者取坐位、半卧位或后仰位,治疗巾垫于颌下,放好弯盘,用棉签蘸水清洁鼻腔,准备2条胶布 4. 检查胃管是否通畅,测量胃管放置长度(插入长度为前额发际至胸骨剑突,或鼻尖至耳垂至胸骨剑突,一般成年人长度为45~55cm),做好标记,用液状石蜡纱布或棉签润滑胃管前端15~20cm

续　表

项　目	技术操作要求
操作要点 （60分）	5. 一手持纱布托住胃管，另一手持止血钳夹住胃管前端，沿选定鼻孔轻轻插入，至鼻咽部（插入10～15cm）时，嘱患者做吞咽动作，顺势将胃管向前推进，至预定长度（昏迷患者插管前先将其头向后仰，插管至15cm时，左手将患者头部托起，使其下颌靠近胸骨柄，以增大咽喉部通道的弧度，利于胃管顺利插入） 6. 插入适当深度并检查胃管是否在胃内（连接注射器在胃管末端回抽，抽出胃液证明在胃内；如抽不出胃液，可置听诊器于患者胃部，快速经胃管向胃内注入10ml空气，听到气过水声，证明在胃内；将胃管末端置于盛水的治疗碗内，无气泡逸出，证明在胃内） 7. 用胶布固定胃管于鼻翼及面颊，调整减压装置，将胃管与负压装置连接，妥善固定于床旁 8. 整理床单位，安置患者舒适体位，询问患者感受，感谢患者的配合 9. 分类整理用物，洗手，记录引流液的颜色、性状、量 10. 胃肠减压期间，每日给予口腔护理 11. 胃管不通畅时，遵医嘱用20ml的生理盐水冲洗胃管，反复冲洗直至通畅。但食管、胃手术后要在医师指导下进行，少量、低压，以防吻合口漏或出血 12. 拔管：①弯盘置于患者颌下，夹紧胃管末端置于弯盘内，揭去固定胶布。②纱布包裹近鼻孔处胃管轻轻前后移动，嘱患者深呼吸，在缓慢呼气时轻柔拔管，拔至咽喉处速度要快，以免液体滴入气管内。将胃管盘放于弯盘内。③清洁患者口、鼻、面部，用松节油擦去胶布痕迹，再用乙醇将松节油擦净。整理床单位，协助患者取舒适卧位，感谢患者的配合。清理用物，洗手，记录
指导患者 （10分）	1. 告知患者胃肠减压的目的、方法及注意事项 2. 插管过程中指导患者做深呼吸，操作过程中如不能忍受可用手示意，不要说话和咳嗽

续　表

项　目	技术操作要求
指导患者 (10分)	3. 告知患者留置胃肠减压管期间禁止饮水和进食,保持口腔清洁
提问(10分)	目的、注意事项及相关理论知识

【注意事项】

1. 插管动作要轻柔,以免损伤黏膜。

2. 妥善固定胃肠减压装置,防止变换体位时加重对咽部的刺激,以及受压、脱出影响减压效果。

3. 胃管不通畅时,遵医嘱用20ml生理盐水冲洗胃管,反复冲洗,直至通畅。但食管、胃手术后应少量、低压,以防吻合口漏和出血。

4. 密切观察引流物的颜色、性状、量,并记录24h引流总量;注意观察患者水、电解质及胃肠功能恢复情况。

5. 留置胃管期间应当加强患者的口腔护理。

6. 用胃肠减压袋,在胃肠减压过程中排气时,应首先关闭调节器,以免大量气体进入胃内;如果减压袋内已有液体,排气时袋体不可压至液面以下,以免液体反流入胃内。

三、换　药　技　术

【目的】

1. 了解和观察伤口情况。

2. 为患者更换伤口敷料。

3. 为患者拆除缝线。

4. 清洁伤口,促进伤口愈合。

5. 预防、控制伤口感染。

6. 保持引流通畅;保护新生上皮及肉芽。

【方法及标准】

换药操作方法及评分标准:100分。

项　目	技术操作要求
操作准备 （10分）	1. 护士准备：衣帽整洁、洗手、戴口罩 2. 用物准备：治疗盘内置纱布、各种敷料、棉球、胶布、绷带、弯盘、治疗碗及镊子或持物钳2把、垫巾、无菌生理盐水、75%乙醇、汽油、必要时备引流条或纱条
评估患者 （10分）	1. 询问、了解患者的身体状况 2. 观察、了解切口局部情况
操作要点 （60分）	1. 核对医嘱。在换药室换药或携带用物到床旁，核对床号、姓名。向患者解释换药的目的，以取得合作 2. 环境清洁，关好门窗，遮挡患者，注意保暖。协助患者取合适体位，暴露切口，铺垫巾于切口下 3. 区分伤口类型并采取相应的换药方法。用手朝切口方向揭开原有固定胶布，揭去外层敷料，将污染敷料内面向上放于弯盘中，再用镊子轻轻夹取内层敷料，若敷料粘连则以生理盐水蘸湿片刻再取下。揭除后如有少量出血，取棉球压迫片刻即可止血 4. 观察切口及敷料上分泌物量、颜色、气味 5. 清理切口：双手执镊，左手镊子从换药碗中夹取无菌物品递给右手镊子，右手镊子直接接触切口，两镊不可相碰。清洗切口时，先用乙醇棉球自内向外环形消毒伤口周围皮肤2次，再用生理盐水棉球轻轻清洗切口分泌物或切口内脓液，由内向外清洗。若为污染切口，由外向内清洗，再取乙醇棉球消毒切口周围皮肤 6. 用无菌纱布覆盖切口，并妥善固定。胸腹带的包扎要松紧适宜，既要达到加压的目的，又不宜过紧而影响呼吸。乳腺根治术的患者，换药后要妥善固定好患肢 7. 撤除换药用物，整理患者衣物，安置患者于舒适体位，感谢患者的配合 8. 正确处理用物（将污染敷料倒入医疗垃圾桶内，冲洗换药碗、镊，浸泡于盛有消毒液的桶中进行初步消毒处理）。特殊感染，如破伤风毒素、铜绿假单胞菌感染等，切口换药后的敷料应焚烧 9. 操作者洗手，记录

续 表

项　目	技术操作要求
指导患者 （10分）	1. 告知患者换药的目的及配合事项 2. 注意保持切口敷料清洁干燥，敷料潮湿时应当及时更换 3. 根据切口情况告知换药时间和次数以及加强营养促进切口愈合
提问（10分）	目的、注意事项及相关理论知识

【注意事项】

1. 严格执行无菌操作原则，防止交叉感染；换药用品一人一份；多个伤口换药按清洁、污染、感染、特殊感染的顺序进行；传染性切口换药按隔离原则进行。

2. 包扎切口时要保持良好血液循环，不可固定太紧，包扎肢体时应从身体远端到近端，促进静脉回流。

四、"T"管引流护理

【目的】

1. 防止患者发生胆道逆行感染。
2. 通过日常护理保证引流的有效性。
3. 观察胆汁的量、颜色、性状。

【方法及标准】

"T"管引流操作方法及评分标准：100分。

项　目	技术操作要求
操作准备 （10分）	1. 护士准备：衣帽整洁、洗手、戴口罩 2. 用物准备：量杯、无菌引流袋、碘伏、生理盐水、棉签、纱布、胶布
评估患者 （10分）	1. 询问、了解患者病情 2. 了解术中"T"管安置情况

续　表

项　目	技术操作要求
操作要点 （65分）	1. 携用物至患者旁，核对床号、姓名。关闭门窗，遮挡患者，请无关人员暂时离开。协助患者摆好体位，暴露"T"管及右腹壁 2. 将固定于腹壁外的"T"管，连接引流袋，引流袋应低于"T"管引流口平面，固定于床边 3. 维持有效引流，引流管勿打折、勿弯曲，嘱患者保持有效体位，即平卧时引流管应低于腋中线，站立或活动时不可高于腹部引流口平面，防止引流液逆流。翻身或起床活动时固定好引流管并留足够长度，防止引流管牵拉脱出。引流量突然减少，可能因血块或泥沙样结石堵塞，可用无菌生理盐水冲洗，禁止用力推注 4. 密切观察和记录胆汁颜色、性状、量。正常胆汁量每天500～1000ml。手术后术日引流量较多，10～14d后，因胆总管下端炎症消退，引流量逐日减少 5. 根据患者情况每天或隔日更换引流袋1次，具体方法是：铺垫巾于所换引流管口处的下方，用止血钳夹住引流管近端，将新引流袋检查后挂于床边，出口处拧紧；一手捏住引流管，一手捏住引流袋自接口处断开，将旧引流袋放于医用垃圾袋中；消毒引流管口周围，将新的引流袋与引流管连接牢固，观察有无流液引出并妥善固定 6. 拔管：①拔管指征，患者不发热，黄疸消退，胆汁引流量减少；"T"管造影证实胆管无残余结石，下端通畅；夹闭引流管1～2d，无腹痛、发热、黄疸现象。②无菌操作下拔出"T"管，局部伤口以凡士林纱布堵塞，1～2d会自行封闭，观察切口渗出情况、体温变化、皮肤巩膜黄染、呕吐、腹痛、腹胀等情况
指导患者 （10分）	1. 告知患者放置或者更换引流袋的注意事项 2. 指导患者在身体活动过程中保护"T"管 3. 如果患者带管出院，要教会患者固定、消毒、更换引流袋及有关注意事项
提问（5分）	目的、注意事项及相关理论知识

【注意事项】

1. 严格执行无菌操作,保持胆道引流管通畅。

2. 妥善固定好管路,操作时防止牵拉,以防"T"管脱落。

3. 保护患者引流口周围皮肤,局部涂氧化锌软膏,防止胆汁浸渍引起局部皮肤破溃和感染。

五、脑室穿刺术配合

【目的】

1. 用于脑室测量、脑室造影、脑室注入染料后从脑池穿刺或腰椎穿刺,以了解脑脊液循环梗阻的部位及程度等。

2. 收集脑脊液做细胞学、生化、细菌学、病理学检查。

3. 留置引流管,降低颅内压力,用于脑疝的急救。

4. 通过脑室穿刺给予药物注入,以达到治疗目的。

【方法及标准】

脑室穿刺术配合方法及评分标准:100 分。

项 目	技术操作要求
操作准备 (10 分)	1. 护士准备:衣帽整洁,洗手,戴口罩 2. 用物准备:治疗盘内置 2.5%碘酊棉球、75%乙醇棉球、弯盘(内放止血钳 2 把、砂轮、胶布),脑室穿刺包、脑室穿刺用骨钻 1 把、无菌手套 2 副、治疗巾 2 块、纱布、5ml 注射器 2 个、排气针头 2 个、测压管 1 套、引流管 1 套、一次性无菌引流袋(瓶)、生理盐水 1 瓶或 2 瓶、灭菌注射用水 500ml,快速手消毒剂、别针、血压计,按医嘱备局部麻醉药
评估患者 (10 分)	1. 评估患者病情、生命体征、神志是否清楚、能否合作 2. 评估穿刺部位皮肤情况 3. 急救患者监测生命体征,以便术中观察病情变化
操作要点 (60 分)	1. 核对医嘱,推车携用物至患者床旁,查对床号、姓名,向患者解释操作目的、方法、过程,以消除顾虑,取得配合 2. 将手术部位备皮 $10cm^2$ 并清洗干净

续 表

项　目	技术操作要求
操作要点 （60分）	3. 协助医师为患者摆好体位，根据穿刺部位取平卧或侧卧位，暴露手术区域 4. 用快速手消毒剂消毒双手 5. 协助医师消毒手术区域 6. 双手固定头部，防止头部摇动。对意识不清或小儿患者，应给予约束 7. 配合医师铺孔巾时，注意防止遮盖患者口、鼻，以免影响呼吸 8. 协助医师抽取麻醉药并进行手术区域点状麻醉 9. 穿刺过程中，注意观察患者神志、病情变化 10. 医师穿刺成功后，以贴有标签的无菌试管收集脑脊液，将引流袋（瓶）与脑室引流管连接后，将引流袋（瓶）固定好，高度为穿刺点上方10～20cm，并在引流袋（瓶）上注明日期及时间 11. 遵医嘱决定是否夹闭引流管 12. 整理床单位，按医嘱摆好体位 13. 观察患者穿刺后的反应，测量患者生命体征 14. 分类整理用物，洗手 15. 记录穿刺时间、过程及引流液情况 16. 术后注意观察并记录引流液的颜色、量，引流管是否通畅等
指导患者 （10分）	1. 向清醒患者解释操作目的及术后注意事项 2. 指导患者配合要点
提问（10分）	目的、注意事项及相关理论知识

【注意事项】

1. 严格无菌操作，防止颅内感染。

2. 穿刺过程中患者如有躁动或不配合时，遵医嘱使用镇静药，防止损伤脑组织。

3. 手术中应严格观察患者的意识及生命体征，发生变化时立即通知医师紧急处理。

4. 记录引流液的颜色、性状和量。需冲洗或注入药物时协助医师将生理盐水、灭菌注射用水、药物等倒入无菌弯盘内为患者做相应的治疗。

5. 需持续引流的患者协助医师固定引流袋(瓶)。

6. 遵医嘱观察引流管是否通畅,如引流不通或头皮渗液及时通知医师。

7. 检查穿刺点有无渗血情况并用胶布固定。

六、脑室引流的护理

【目的】

1. 保持引流通畅。
2. 防止逆行感染。
3. 便于观察脑室引流液性状、颜色、量。

【方法及标准】

脑室引流的护理操作方法及评分标准:100分。

项　目	技术操作要求
操作准备 (10分)	1. 护士准备:衣帽整洁、洗手、戴口罩 2. 用物准备:密闭式无菌引流瓶(袋)、橡皮管、玻璃接管、止血钳、胶布、无菌蒸馏水、别针
评估患者 (10分)	1. 评估患者病情、神志是否清楚、合作程度 2. 询问患者有无头痛等主观感受
操作要点 (65分)	1. 患者回病房后,将用物携至患者床旁,在无菌条件下连接引流装置。向陪护人员讲解引流的重要性及注意事项,以取得合作 2. 引流瓶悬挂于床头,引流管开口需高出侧脑室平面10～20cm,以维持正常颅内压 3. 保持整个引流装置及管道的清洁和无菌,各接头处用无菌敷料包裹。如有渗血渗液及时更换保持无菌干燥 4. 观察意识、瞳孔、生命体征的变化 5. 观察引流管是否通畅。严密观察引流液的量、颜色、性状及引流速度

续　表

项　目	技术操作要求
操作要点 （65分）	6. 保持引流通畅,穿刺部位干燥,引流系统的密闭性 7. 每日更换头部无菌治疗垫巾,并在无菌操作下更换引流袋（瓶）。记录引流液颜色、性状和量 8. 患者体位舒适 9. 整理物品、洗手、记录
指导患者 （10分）	1. 指导患者按要求卧位。保持切口敷料清洁,不可抓挠切口 2. 引流袋（瓶）位置不能随意移动
提问（5分）	目的、注意事项及相关理论知识

【注意事项】

1. 患者头枕无菌治疗巾。
2. 搬动患者时先夹毕引流管,待患者安置稳定后再打开引流管。
3. 翻身时避免引流管牵拉、滑脱、扭曲、受压。
4. 有精神症状、意识障碍者应适当约束。
5. 引流不畅时,告知医师。

七、胸腔闭式引流的护理

【目的】

1. 保持引流通畅,维持胸腔内压力。
2. 防止逆行感染。
3. 便于观察胸腔引流液的性状、颜色、量。

【方法及标准】

胸腔闭式引流的护理操作方法及评分标准:100分。

项　目	技术操作要求
操作准备 （10分）	1. 护士准备:衣帽整洁、洗手、戴口罩 2. 用物准备:治疗卡、无菌胸腔引流瓶、橡皮管、玻璃接管、止血钳2把、胶布、无菌生理盐水、别针

续 表

项　目	技术操作要求
评估患者 （10分）	1. 评估患者病情、生命体征 2. 评估胸腔引流情况
操作要点 （60分）	1. 携用物至床旁，核对床号、姓名，并向患者解释引流的目的及注意事项，消除其紧张情绪，取得合作 2. 打开无菌引流瓶，倒入无菌生理盐水，使长管埋于水下3～4cm，妥善固定。在引流瓶的水平线上注明日期和水量 3. 用2把止血钳双重夹闭引流管，消毒引流管连接口，并与负压引流筒或水封瓶连接 4. 松开止血钳。观察引流是否通畅 5. 妥善固定。密切观察患者的反应。正常水柱上下波动4～6cm 6. 将引流瓶放于安全处，妥善固定引流管，保持引流瓶低于胸腔60～100cm 7. 整理床单位，感谢患者的配合 8. 洗手，记录引流液的性状、量及患者的反应。询问患者的感受并告知如有不适，及时告知值班护士
指导患者 （10分）	1. 嘱患者不要拔出引流管及保持密闭状态 2. 拔除引流管前嘱患者深吸气后屏气，以免拔出引流管时管端损伤肺脏或疼痛及造成气胸
提问（10分）	目的、注意事项及相关理论知识

【注意事项】

1. 术后患者若血压平稳，应取半卧位以利引流。

2. 水封瓶应位于胸部以下，不可倒转，维持引流系统密闭，连接处牢固固定。

3. 保持引流管长度适宜，活动时防止受压、打折、扭曲、脱出。

4. 保持引流管通畅，注意观察引流液的量、颜色、性状，并做好记录。如引流液量增多，及时通知医师。

5. 更换引流瓶时,应用止血钳夹闭引流管防止空气进入。注意保证引流管与引流瓶连接的牢固紧密,切勿漏气。操作时严格无菌操作。

6. 搬动患者时,应注意保持引流瓶低于胸膜腔。

7. 拔除引流管后 24h 内要密切观察患者有无胸闷、憋气、呼吸困难、气胸、皮下气肿等。观察局部有无渗血、渗液,如有变化,要及时报告医师处理。

八、膀胱冲洗的护理

【目的】

1. 使尿液引流通畅。
2. 治疗某些膀胱疾病。
3. 清除膀胱内的血凝块、黏液、细菌等异物,预防膀胱感染。
4. 前列腺及膀胱手术后预防血块形成。

【方法及标准】

膀胱冲洗的护理操作方法及评分标准:100 分。

项　目	技术操作要求
操作准备 (10分)	1. 护士准备:衣帽整洁、洗手、戴口罩 2. 用物准备:无菌生理盐水、输液管、无菌治疗巾、无菌手套、无菌治疗碗、空芯针、换药盘(内装消毒棉球)
评估患者 (10分)	1. 评估患者病情、自理能力及合作程度等 2. 评估患者尿液的性状,有无尿频、尿急、尿痛、膀胱憋尿感,是否排尽尿液及尿管通畅情况
操作要点 (70分)	1. 携用物至床旁,核对患者床号、姓名,协助患者取合适体位 2. 将膀胱冲洗液悬挂在输液架上,将冲洗管与冲洗液连接,Y形管一头连接冲洗管、另外两头分别连接导尿管和尿袋。连接前对各个连接部进行消毒 3. 打开冲洗管,夹闭尿袋,根据医嘱调节冲洗速度 4. 夹闭冲洗管,打开尿袋,排出冲洗液。如此反复进行

续 表

项　目	技术操作要求
操作要点 (70分)	5. 在持续冲洗过程中,观察患者的反应及冲洗液的量及颜色。评估冲洗液入量和出量,膀胱有无憋胀感 6. 冲洗完毕,取下冲洗管,消毒导尿管口接尿袋,妥善固定,位置低于膀胱,以利于引流尿液 7. 协助患者取舒适卧位,整理床单位,感谢患者的配合
提问(10分)	目的、注意事项及相关理论知识

【注意事项】

1. 严格执行无菌操作,防止医源性感染。

2. 冲洗时若患者感觉不适,应减缓冲洗速度及量,必要时停止冲洗,密切观察,若患者感到剧痛或引流液中有鲜血时,应停止冲洗,通知医师处理。

3. 冲洗时,冲洗液瓶内液面距床面约60cm,以便产生一定的压力,利于液体流入,冲洗速度根据流出液的颜色进行调节。一般为每分钟80~100滴;如果滴入药液,须在膀胱内保留15~30min后再引流出体外,或根据需要延长保留时间。

4. 寒冷气候,冲洗液应加温至35℃左右,以防冷水刺激膀胱,引起膀胱痉挛。

5. 冲洗过程中注意观察引流管是否通畅。

九、造口护理技术

【目的】

1. 保持造口周围皮肤的清洁。
2. 帮助患者掌握护理造口的方法。

【方法及标准】

造口护理操作方法及评分标准:100分。

项　目	技术操作要求
操作准备 （10分）	1. 护士准备：衣帽整洁、洗手、戴口罩 2. 用物准备：治疗盘内置造口袋、剪刀、造口尺寸表、纱布或棉球、弯盘、治疗碗及镊子。另备治疗巾及橡胶单、无菌生理盐水、手套
评估患者 （10分）	1. 评估患者对造口接受程度及造口护理知识了解程度 2. 评估患者造口的功能状况及心理接受程度 3. 评估患者自理程度：决定给予护理的方式。观察造口类型及造口情况
操作要点 （60分）	1. 携用物至患者床旁，核对患者床号、姓名，向患者做好解释，鼓励患者，提高战胜疾病的信心，使患者减轻心理负担增强应对能力，取得积极合作 2. 协助患者取舒适卧位，必要时使用屏风遮挡 3. 由上向下撕离已用的造口袋，并观察内容物 4. 温水清洁造口及周围皮肤，并观察周围皮肤及造口的情况 5. 用造口量度表量度造口的大小、形状 6. 画线，做记号 7. 沿记号修剪造口袋底盘，必要时可涂防漏膏、保护膜 8. 撕去粘贴面上的纸，按照造口位置由下而上将造口袋贴上，夹好便袋夹 9. 协助患者整理衣服并恢复舒适卧位，感谢患者的配合 10. 整理用物，洗手，记录
指导患者 （10分）	1. 向患者解释利用造口袋进行造口管理的重要性，强调患者学会操作的必要性 2. 向其介绍造口特点以减轻恐惧感，引导其尽快接受造口的现实，主动参与造口自我护理
提问（10分）	目的、注意事项及相关理论知识

【注意事项】

1. 护理过程中注意向患者详细讲解操作步骤。

2. 更换造口袋时应当防止袋内容物排出污染切口。

3. 撕离造口袋时注意保护皮肤,防止皮肤损伤。

4. 注意造口与切口距离,保护伤口,防止污染切口。

5. 贴造口袋前一定要保证造口周围皮肤干燥。

6. 造口袋裁剪时与实际造口方向相反,不规则造口要注意裁剪方向。

7. 造口袋底盘与造口黏膜之间保持适当空隙(1~2mm),缝隙过大粪便刺激皮肤易引起皮炎,过小底盘边缘与黏膜摩擦将会导致不适甚至出血。

8. 如使用造口辅助用品应当在使用前认真阅读产品说明书,如使用防漏膏应当按压底盘15~20min。

9. 教会患者观察造口周围皮肤的血供情况,并定期手扩造口,防止造口狭窄。

十、轴线翻身法

【目的】

1. 协助颅骨牵引、脊椎损伤、脊椎手术、髋关节术后的患者在床上翻身。

2. 预防脊椎再损伤及关节脱位。

3. 预防压疮,增加患者舒适感。

【方法及标准】

轴线翻身操作方法及评分标准:100分。

项　　目	技术操作要求
操作准备 (10分)	1. 护士准备:衣帽整洁,修剪指甲,洗手,戴口罩 2. 用物准备:软枕3个 3. 人员准备:患者有颈椎损伤时,操作者需3人,无颈椎损伤时可2人操作
评估患者 (10分)	1. 了解患者病情、意识状态:是否有颅骨牵引、脊椎损伤、髋关节手术,以及患者的语言沟通能力、配合能力等

续　表

项　目	技术操作要求
评估患者 （10分）	2. 观察患者损伤部位、切口情况和管路情况：损伤位置及严重程度，切口大小，各种管路是否通畅、固定是否妥当等
操作要点 （60分）	1. 核对患者床号、姓名、诊断，向患者或其家属解释翻身目的和方法，告诉患者操作过程中的配合要点及注意事项 2. 帮助患者移去枕头，松开被尾，将各种引流管、输液装置放置妥当。必要时将盖被折叠于床侧或床尾 3. 操作者站于患者侧，将患者平移至操作者同侧床旁 4. 患者有颈椎损伤时，1人固定患者头部，沿纵轴向上略加牵引，使头、颈随躯干一起缓慢移动，第2人将双手分别置于肩部、腰部，第3人将双手分别置于腰部、臀部，使头、颈、肩、腰、髋保持在同一水平线上，翻转时保持脊柱平直至侧卧位，翻身角度不超过60° 5. 患者无颈椎损伤时，可由2人完成轴线翻身 6. 头部放好枕头，再将一软枕放于患者背部支持身体，另一软枕放于两膝之间并使双膝呈自然弯曲状。观察受压部位的皮肤情况 7. 盖好盖被，整理床单位，询问患者卧位是否舒适等，感谢患者的合作 8. 洗手，记录
指导患者 （10分）	1. 告知患者翻身的目的和方法，以取得患者的配合 2. 指导患者配合要点
提问（10分）	目的、注意事项及相关理论知识

【注意事项】

1. 翻转患者时，应注意保持脊椎平直，以维持脊柱的正确生理弯度，避免由于躯干扭曲，加重脊柱骨折、脊髓损伤和关节脱位。翻身角度不可超过60°，避免由于脊柱负重增大而引起关节突骨折。

2. 患者有颈椎损伤时，勿扭曲或旋转患者的头部，以免加重神经损伤引起呼吸肌麻痹而死亡。

3. 翻身时注意为患者保暖并防止坠床。

4. 准确记录翻身时间。

十一、皮肤牵引术

【目的】

皮肤牵引是将牵引力直接加于皮肤,间接牵拉骨骼,不穿破骨组织。对肢体损伤小,可起到患肢制动、保持肢体功能位、减轻疼痛的作用,但皮牵引不能承受太大的重量。

【方法及标准】

皮肤牵引术操作方法及评分标准:100分。

项 目	技术操作要求	
操作准备 (10分)	1. 护士准备:衣帽整洁,洗手 2. 用物准备:①皮牵引带牵引,皮牵引带(根据肢体粗细选择)、棉垫、牵引架、线绳、牵引锤。②四头带牵引,颌枕带、扩展弓、滑轮、牵引绳、牵引锤。③骨盆牵引,骨盆带、牵引架、滑轮、重锤及锤托、牵引绳	
操作要点 (70分)	皮牵引带牵引	1. 核对医嘱,评估患者,解释牵引的重要性及牵引过程中的注意事项,取得患者的合作 2. 在皮牵引带上、下两端垫上棉垫,用皮牵引带裹敷患肢,注意松紧适度。操作过程中及时与患者沟通,仔细观察患者的反应 3. 将皮牵引带调整至肢体功能位置,保持持续牵引。操作完毕整理床单位并妥善安放传呼装置,加强巡视,发现异常及时通知医师协助处理
	四头带牵引	1. 核对医嘱,评估患者。解释牵引的重要性及牵引过程中的注意事项,取得患者的合作 2. 患者取坐位或卧位、半卧位,用颌枕带托住下颌和后枕部,用扩展弓穿入颌枕带两端孔内,使两侧牵引带保持比头稍宽的距离,于扩展弓中央系一牵引绳,置于床头滑轮上,加上重量牵引。操作过程中及时与患者沟通,仔细观察患者的反应。操作完毕整理床单位并妥善安放传呼装置,加强巡视,发现异常及时通知医师协助处理

续 表

项　目	技术操作要求
操作要点 （70分）	骨盆牵引	1. 核对医嘱，评估患者。解释牵引的重要性及牵引过程中的注意事项，取得患者的合作 2. 用骨盆带包托于骨盆，其宽度的2/3在髂嵴以上的腰部，两侧各1个牵引带牵引 3. 两侧牵引重量应一致，以患者感觉舒适为宜 4. 足侧床脚垫高15cm，必要时在双腋下各置一布带，或在胸部系一兜带固定于头侧床杆上对抗牵引。操作过程中及时与患者沟通，仔细观察患者的反应。操作完毕整理床单位并妥善安放传呼装置，加强巡视，发现异常及时通知医师协助处理
指导患者 （10分）	1. 操作过程中及时与患者沟通，询问患者感受 2. 指导患者正确配合
提问（10分）	目的、注意事项及相关理论知识

【注意事项】

1. 牵引过程中应观察皮肤情况，防止皮肤出现水疱、破溃和压疮。

2. 牵引带应松紧适度，太松易滑脱，太紧妨碍血供，应经常观察牵引肢体循环状况。

3. 保持牵引有效，观察肢体位置是否正确，牵引是否有效，即牵引绳、牵引锤是否有效地悬吊在滑车上。如有情况及时处理，保证牵引持续有效地进行。

4. 注意患肢保暖，在保暖加盖被时应注意不将盖被压在牵引绳上，以免抵消牵引力。

5. 做颌枕带牵引时，应注意下颌处皮肤的干燥及清洁。在吊带与皮肤之间可衬一块纱布。如因进食、饮水而潮湿时应及时更换。男性患者应经常剃胡须，以免刺激不适。

6. 牵引重量要适度，重量过小会影响畸形的矫正和骨折的复位;重量过大会因过度牵引造成骨折不愈合。

十二、骨牵引术配合

【目的】

1. 牵拉关节或骨骼,使脱位的关节或错位的骨骼复位。
2. 牵拉及固定关节,减轻关节面所承受的压力,缓解疼痛。
3. 需要矫正和预防因肌肉挛缩所致的关节畸形。

【方法及标准】

骨牵引术及配合操作方法及评分标准:100分。

项　目	技术操作要求
操作准备 (10分)	1. 护士准备:衣帽整洁,洗手,戴口罩 2. 用物准备:①骨牵引器械包1个,包括克氏针数枚。②切开包1个。③牵引弓1个,牵引绳1.5m,牵引重锤。④局部麻醉药品,包括10ml、20ml注射器1～2个,0.5%～1%普鲁卡因10～20ml或2%盐酸利多卡因10～20ml。⑤消毒盘,2%碘酊、75%乙醇、无菌棉签、弯盘。⑥无菌手套2副
术前准备 (10分)	1. 术前宣教:向患者解释应用骨牵引的目的、重要性和注意事项,以取得配合 2. 询问过敏史,尤其是普鲁卡因过敏史,如过敏可改用2%盐酸利多卡因 3. 皮肤清洁
操作要点 (60分)	1. 核对患者床号、姓名、牵引部位 2. 常规消毒、铺巾,创造无菌区 3. 消毒进针点,并进行局部麻醉 4. 麻醉成功后,穿克氏针,待克氏针穿出对面骨膜时(麻醉相应的出针点),并穿出克氏针 5. 将牵引弓固定于克氏针上,牵引绳一端固定于牵引弓上,另一端固定牵引锤

续表

项　目	技术操作要求
操作要点 （60分）	6. 术后观察：①骨牵引穿针时，如果进针部位定位不准、进针深浅、方向不合适及过度牵引均可导致相关血管、神经损伤，出现相应的临床征象。如颅骨牵引钻孔太深，钻透颅骨内板时，可损伤血管，甚至形成颅内血肿。故牵引期间应加强观察。②四肢骨牵引针若仅通过骨前方密质，牵引后可撕脱骨密质；若颅骨牵引钻孔太浅，未钻透颅骨外板，螺母未拧紧可引起颅骨牵引弓脱落。故应每日检查，防止其松脱。③发现牵引针偏移时，局部经消毒后再调整至对称位，或及时通知医师，切不可随手将牵引针推回
指导患者 （10分）	1. 讲解牵引的重要性及牵引过程中的注意事项，取得患者的合作 2. 操作过程中及时与患者沟通，仔细观察患者的反应
提问（10分）	目的、注意事项及相关理论知识

【注意事项】

1. 在牵引前，先换木板床或骨科床以利牵引。需抬高床尾或颅骨牵引者，备好气圈或棉垫，避免颅底枕部受压。

2. 针眼处使用无菌纱条包绕，2～3d更换1次，每日在针孔处滴75%乙醇2次。嘱患者勿触摸局部，如有分泌物用棉签擦去。如拔针后应以无菌纱布封盖该处。

3. 保持牵引有效。牵引重量应根据病情需要调解，不可随意增减，不可随意改变体位。

4. 注意预防压疮。

5. 为患者翻身或改变体位时要注意牵引方向的正确有效。颅骨牵引的患者翻身时不可扭曲与摇动头部，应使头部与躯干保持固定位置下翻身。颈椎骨折或脱位的患者，翻身时应保持头颈及椎体在同一中轴线，以防脱位，压迫脊髓，造成损伤甚至死亡。

6. 功能锻炼，帮助患者做肢体活动，达到动、静结合治疗原则。

十三、下肢膝关节持续被动活动器技术

【目的】
1. 防止关节粘连和周围肌肉、软组织挛缩,促进关节活动。
2. 促进患肢血液循环,防止静脉血栓形成。
3. 改善关节活动度。

【方法及标准】
下肢膝关节持续被动活动器(CPM)操作方法及评分标准:100分。

项　目	技术操作要求
操作准备 (10分)	1. 护士准备:衣帽整洁,洗手,戴口罩 2. 用物准备:CPM 1台、接线板、防护套
评估患者 (10分)	1. 评估患者病情、治疗及心理状态 2. 评估患者合作程度
操作要点 (60分)	1. 携用物至患者床旁,核对床号、姓名,向患者做好解释,鼓励患者增强信心减轻心理压力,以取得合作 2. 检查CPM是否处于备用状态,将CPM妥善放置在病床上 3. 先插电插板,再插电源,打开电源开关 4. 根据患者膝关节的僵直程度和膝关节置换术后情况调节好起始角度和终止角度,一般起始角度先从零开始,终止角度30°开始,逐渐加大,进行试机 5. 确保CPM运行无误时,1人将患者患肢抬高,另1人将CPM放入患肢下,调节活动器轴心与关节位置一致,将患肢固定稳妥,进行训练 6. 遵医嘱选择活动时间和活动角度 7. 训练完毕,撤离CPM,整理床单位,感谢患者的配合
指导患者 (10分)	1. 告知操作后应注意的事项 2. 指导患者正确配合
提问(10分)	目的、注意事项及相关理论知识

【注意事项】

1. 患者在训练开始时疼痛较明显,经数次伸屈活动后,疼痛明显减轻。在操作前应向患者做好解释,消除其紧张心理。

2. 患肢放在 CPM 上后,要上好固定带,防止肢体离开机器支架,达不到活动要求的角度。

3. CPM 的操作速度应先慢后快,角度由小至大,循序渐进,不可操之过急,以患者能忍受为宜。

4. 观察病情变化,遵医嘱应用镇痛药。

5. 加强 CPM 装置的维修保养。

十四、静脉营养输液袋(三升袋)配制营养液技术

【目的】

为胃肠道功能障碍和衰竭的患者提供营养支持。

【方法及标准】

静脉营养输液袋(三升袋)配制营养液操作方法及评分标准:100分。

项　目	技术操作要求
操作准备 (20分)	1. 护士准备:衣帽整洁、穿鞋套、洗手、戴口罩 2. 用物准备:配液室内备 2%碘酊、75%乙醇、无菌棉签、弯盘、三升袋。配液卡(输液卡) 3. 环境准备:用 75%乙醇擦拭洁净台面及输液瓶,打开层流风机 30min 后开始配制
操作要点 (65分)	1. 按医嘱摆好液体和药品 2. 严格查对,常规检查药液和三升袋 3. 开启瓶盖,常规消毒 4. 将电解质和微量元素加入氨基酸中,电解质按一价二价三价的顺序加入 5. 磷酸盐加入葡萄糖中 6. 用维他利匹特稀释水乐维他,然后加入脂肪乳中 7. 将配置好的液体加入三升袋内,并不断摇晃均匀 8. 排尽袋内空气,妥善安放备用 9. 整理用物,洗手

续 表

项　目	技术操作要求
综合评价 （10分）	1. 操作熟练、准确 2. 严格无菌操作 3. 严格查对制度
提问（5分）	目的、注意事项及相关理论知识

【注意事项】

1. 严格无菌操作及查对制度。

2. 配液人员不得中断配液，尽量不用2人同时配制，以免发生差错。

3. 钙剂和磷酸盐应分别加入不同溶液中稀释。格林福斯为有机磷，不易发生沉淀。

4. 营养液要现用现配，24h输完，最多不超过48h，暂不用时放入4℃冰箱内保存。

5. 营养液内不能加入抗生素及其他药物。

6. 电解质不能直接加入脂肪乳中。

7. 加入的液体总量应≥1 500ml，混合液中葡萄糖的最终浓度为0～23%。

8. 配液完毕，整理用物，清洁洁净台面。

第三节　妇产科护理操作

一、测宫高、腹围

【目的】

评估妊娠周数、胎儿大小及羊水量。

【方法及标准】

测宫高、腹围操作方法及评分标准：100分。

项 目	技术操作要求
操作准备 (10分)	1. 护士准备:衣帽整洁,洗手 2. 用物准备:检查床、卷尺
操作要点 (75分)	1. 根据医嘱核对并评估患者,请无关人员离开,向孕妇解释操作的目的,以取得合作,嘱孕妇排空膀胱 2. 协助孕妇呈仰卧屈膝位,双腿稍分开,暴露腹部,适当抚摸腹部使患者放松,消除其紧张情绪 3. 护士站于孕妇右侧,左手持卷尺零端置于耻骨联合上缘中点,右手将卷尺向下拉开,另一端贴腹壁沿子宫弧度到子宫底最高点,读数值并记录宫高 4. 再将卷尺经脐绕腹部1周,读数值并记录腹围 5. 协助孕妇整理衣裤,感谢孕妇的配合
综合评价 (15分)	1. 测量数字准确 2. 沟通恰当 3. 口述注意事项

【注意事项】

1. 注意保暖和遮挡孕妇。
2. 测量数字要准确。

二、骨盆外测量

【目的】

评估骨盆大小及形状,判断胎儿能否阴道分娩。

【方法及标准】

骨盆外测量操作方法及评分标准:100分。

项 目	技术操作要求
操作准备 (10分)	1. 护士准备:衣帽整洁,洗手 2. 用物准备:检查床、骨盆测量尺

项　　目	技术操作要求
操作要点 (75分)	首先根据医嘱核对并评估患者,请无关人员离开,向孕妇解释骨盆外测量的目的、方法,以取得合作 1. 髂棘间径:①协助孕妇平卧位于检查床上;②测量两髂前上棘外缘的距离;③查看数据并记录,正常值为23～26cm 2. 髂嵴间径:①协助孕妇平卧位于检查床上;②测量两髂嵴外缘最宽距离;③查看数据并记录,正常值为25～28cm 3. 骶耻外径:①协助孕妇取左侧卧位于检查床上,右腿伸直,左腿屈曲;②测量第5腰椎棘突下至耻骨联合上缘中点距离;③查看数据并记录,正常值为18～20cm 4. 出口横径(坐骨结节间径):①协助孕妇呈仰卧位于检查床上,两腿弯曲双手紧抱双膝;②测量两坐骨结节内侧缘的距离;③查看数据并记录,正常值为8.5～9.5cm 5. 耻骨弓角度:①协助孕妇呈仰卧位于检查床上,两腿弯曲,双手紧抱双膝;②两拇指尖斜着对拢,放置于耻骨联合下缘,两拇指平放于耻骨降支上面;③测量两拇指间的角度并记录,正常值为90°;④协助孕妇整理衣裤,整理用物,放回原处
综合评价 (15分)	1. 动作轻柔 2. 沟通恰当 3. 口述注意事项

【注意事项】

1. 动作要轻柔。
2. 注意保暖和遮挡患者。
3. 测量数据要准确。

三、坐　　浴

【目的】

1. 通过水温及药液的作用,促进局部血液循环,增强抵抗力,减轻外阴炎症与疼痛,使创面清洁,利于组织修复。

2. 用于外阴、阴道手术前的准备。

【方法及标准】

坐浴操作方法及评分标准:100分。

项 目	技术操作要求
操作准备 (10分)	1. 护士准备:衣帽整洁 2. 用物准备:坐浴椅、可消毒的坐浴盆、药物、纱布或干净的小毛巾
评估患者 (10分)	1. 评估患者病情、治疗、心理状态及合作程度 2. 评估患者外阴皮肤情况
操作要点 (60分)	1. 携用物至患者床旁,核对床号、姓名,向患者解释坐浴的目的及注意事项,以取得合作。关闭门窗,遮挡患者,保护隐私 2. 遵医嘱配制坐浴液或温开水,坐浴液温度以患者舒适为宜,一般为38~40℃ 3. 将坐浴盆放在坐浴椅上,嘱患者将整个外阴部浸在浴液或温水中20~30min。操作过程中加强沟通,询问患者水温是否合适,观察患者坐浴中的反应,如有不适进行调整,发现异常及时合理处置 4. 坐浴后擦干会阴部,有切口者局部换药,协助穿好衣裤 5. 整理床单位协助取舒适卧位。清理用物、洗手并记录
指导患者 (10分)	1. 向患者讲解坐浴的目的及注意事项 2. 指导患者正确坐浴
提问(10分)	目的、注意事项及相关理论知识

【注意事项】

1. 坐浴液的温度不可过高,防止烫伤皮肤,水温下降后应及时调节。

2. 坐浴水量不宜过多,以免坐浴时外溢。

3. 阴道出血者禁止坐浴。

四、会阴擦洗

【目的】

保持会阴及肛门部的清洁,促进患者舒适和会阴切口愈合,防止生殖系统及泌尿系统感染。

【方法及标准】

会阴擦洗操作方法及评分标准:100分。

项　目	技术操作要求
操作准备 (10分)	1. 护士准备:衣帽整洁、洗手、戴口罩 2. 用物准备:无菌镊子2把,弯盘、治疗碗、治疗巾、一次性臀垫或橡胶单、无菌大棉球、纱布球等;1:20碘伏溶液;清洁卫生巾(垫)可自备
评估患者 (10分)	1. 评估患者病情、治疗、心理状态及合作程度 2. 评估患者会阴清洁度及外阴皮肤情况
操作要点 (60分)	1. 核对医嘱,备齐用物。核对床号、姓名,做好解释,以取得患者合作 2. 保护隐私,屏风遮挡。根据气候调节室温 3. 嘱患者排空膀胱后仰卧屈膝位,脱近侧裤腿,两腿分开,暴露外阴,臀下垫一次性臀垫或橡胶单。弯盘置于会阴处。近侧腿套腿套或被子保暖 4. 擦洗:取2把无菌镊子,1把夹取浸透药液的棉球,另1把接过棉球进行擦洗,擦洗3遍。第1遍:首先擦去外阴部的血迹、分泌物及其他污垢,然后自上而下、由外到内擦洗(即阴阜→两侧大腿内上1/3→大、小阴唇→会阴体→两侧臀部→肛门)。第2遍:由内向外,自上而下(即阴道口或伤口→大、小阴唇→两侧大腿内上1/3→两侧臀部→肛门)。第3遍顺序同第2遍,必要时可多擦几遍直至把外阴擦洗干净;有保留导尿者注意擦洗尿道口周围;用棉球或纱布擦干外阴 5. 更换臀垫,协助患者取舒适卧位,整理床单位,感谢患者的配合 6. 清理用物、洗手并记录

续 表

项 目	技术操作要求
指导患者 (10分)	1. 向患者讲解会阴擦洗是为了清洁会阴、预防感染,取得患者合作 2. 指导患者擦洗时如有不适,及时沟通 3. 教会患者正确使用卫生巾,预防感染
提问(10分)	目的、注意事项及相关理论知识

【注意事项】

1. 严格执行查对、消毒隔离制度,一人一物,防止交叉感染。

2. 注意保护患者隐私、保暖。

3. 在擦洗前及擦洗过程中,注意观察会阴部及切口情况,发现异常及时报告医师并记录。

五、听诊胎心音技术

【目的】

了解胎心音是否正常,了解胎儿在子宫内情况。

【方法及标准】

听诊胎心音操作方法及评分标准:100分。

项 目	技术操作要求
操作准备 (10分)	1. 护士准备:衣帽整洁、洗手 2. 用物准备:检查床、听诊器或多普勒胎心仪、带秒针的手表
评估孕妇 (15分)	1. 孕妇孕周大小、胎方位、胎动情况 2. 孕妇自理能力、合作程度及耐受力;孕妇局部皮肤情况
操作要点 (55分)	1. 核对患者,向孕妇解释操作目的,告知患者此项操作对胎儿及孕妇无影响,消除其紧张情绪,减轻心理压力,以取得合作。必要时屏风遮挡,保护患者隐私

续　表

项　目	技术操作要求
操作要点 （55分）	2. 协助孕妇仰卧位于床上，合理暴露腹部。适当抚摸腹部使患者放松 3. 合理暴露腹部，触清胎方位，判断胎背的位置 4. 将多普勒胎心仪于适当位置：①枕先露位于孕妇脐下方（左或右）；②臀先露位于近脐部上方（左或右）；③横位时位于脐周围 5. 听到胎心搏动声，同时看表，计数1min，记录数据，正常胎心音120～160次/分。选择宫缩后间歇期听诊 6. 操作过程中注意观察孕妇有无异常情况，及时处理 7. 协助孕妇整理衣裤，感谢孕妇的配合
指导孕妇 （15分）	1. 告知孕妇正常胎心音的范围是120～160次/分 2. 告知孕妇听诊结果为实时监测结果 3. 告知孕妇自我监测胎动的方法
提问（5分）	目的、注意事项及相关理论知识

【注意事项】

1. 环境安静。

2. 孕妇轻松配合。

3. 听到胎心音需与子宫杂音、腹主动脉音、胎动音及脐带杂音相鉴别。

4. 若胎心音<120次/分或>160次/分，须立即触诊孕妇脉搏做对比鉴别，必要时吸氧，改变孕妇体位，进行胎心监护，通知医师。

六、子宫按摩术

【目的】

促进子宫收缩，达到止血目的。

【方法及标准】

子宫按摩操作方法及评分标准：100分。

项　目	技术操作要求
操作准备 （10分）	1. 护士准备：衣帽整洁，洗手，戴口罩 2. 用物准备：无菌手套
评估产妇 （10分）	1. 评估产妇一般情况、全身状况及产程 2. 向产妇讲解子宫按摩的目的及对产程的影响，取得配合
操作要点 （60分）	1. 根据医嘱核对并评估患者，请无关人员离开 2. 体外按摩方法：术者以1手置于子宫底部，拇指在子宫前壁，其余4指在后壁，做均匀而有节律的体外按摩 3. 腹部-阴道双手按摩子宫法：助产者刷手，戴无菌手套，产妇取膀胱截石位，行外阴消毒后，助产者1手握拳置于阴道前穹，将子宫托起，另1手握拳自腹壁按压子宫后壁，使子宫置于两拳之间按摩，子宫在两拳的压迫及按摩下，达到压迫止血的目的 4. 按摩过程中加强沟通，询问产妇的感受，调整按摩的力度，根据患者的反应观察患者的病情变化。按摩完毕整理好患者的衣物和被服，防止受凉。并详细记录患者病情
指导产妇 （10分）	1. 告知产妇此项操作无危险性，使产妇放松，消除其紧张情绪 2. 指导产妇正确配合
提问（10分）	目的、注意事项及相关理论知识

【注意事项】

1. 按摩子宫时，注意观察产妇的面色、表情及阴道出血等情况，听取产妇主诉。

2. 按摩子宫的力度要适度，手法要正确，切忌使用暴力。

3. 不宜过度暴露产妇的身体，注意保暖。

4. 如按摩子宫，出血仍不见好转，应及时通知医师。

5. 严格无菌操作。

七、阴道擦洗技术

【目的】

清洁阴道，阴道用药、上药及术前准备。

【方法及标准】

阴道擦洗操作方法及评分标准：100分。

项　目	技术操作要求
操作准备 （10分）	1. 护士准备：衣帽整洁,洗手,戴口罩 2. 用物准备：垫巾、窥阴器、长镊或海绵钳、药物、碘伏纱球、无菌干纱球
评估患者 （10分）	1. 评估患者会阴清洁度及外阴皮肤情况 2. 做好操作前的解释工作
操作要点 （60分）	1. 用治疗车将用物推至产台或手术台前,嘱患者排空膀胱、清洁外阴,必要时给予协助,向患者做好解释,以取得合作 2. 协助患者脱去一侧裤腿,暴露外阴,取膀胱截石位,臀下铺垫巾 3. 用碘伏纱球先消毒外阴部,左手戴手套后取消毒窥阴器蘸润滑剂,轻轻放入阴道,充分暴露宫颈,固定好窥阴器 4. 用无菌镊子夹碘伏纱球擦洗宫颈→阴道穹部→阴道四壁,边擦洗边旋转窥阴器。每个部位擦洗3遍。擦洗完毕用干纱球擦净多余消毒液 5. 遵医嘱局部置药,可用喷粉管将呋喃西林粉喷于宫颈上,若是药片需放置于阴道后穹 6. 轻轻取出窥阴器,防止将药物带出 7. 协助患者擦净外阴穿好衣裤,感谢患者的配合 8. 整理用物,洗手并记录
指导患者 （10分）	1. 告知患者阴道用药后的注意事项,以使药物充分发挥疗效 2. 告知患者阴道冲洗可清洁阴道,预防感染。擦洗时如有不适,及时沟通
提问（10分）	目的、注意事项及相关理论知识

【注意事项】

1. 注意保暖、遮挡患者。
2. 充分暴露宫颈,擦洗要彻底。
3. 栓剂、片剂、油膏用刮片送入阴道,粉剂可用喷粉管或用带尾线的棉球蘸药粉将药粉送入宫颈后,将线尾露 1~2cm 于阴道外,12~24h 嘱患者自行牵拉线尾将棉球取出。

4. 月经期、有阴道出血者禁止上药。

5. 上药期间停止性生活。

6. 上药时严格执行无菌技术操作,预防院内感染。

八、阴道冲洗技术

【目的】

1. 清洁阴道,促进阴道血液循环,减少阴道分泌物,缓解局部充血,常用于控制和治疗阴道炎、宫颈炎。

2. 用于妇科手术前的常规阴道准备。

【方法及标准】

阴道冲洗操作方法及评分标准:100 分。

项 目	技术操作要求
操作准备 (10 分)	1. 护士准备:衣帽整洁,洗手,戴口罩 2. 用物准备:垫巾、窥阴器、冲洗桶、橡皮管、无菌冲洗头、弯盘、污物桶、冲洗药液(41~43℃)、阴道用药、无菌棉球
评估患者 (10 分)	1. 评估患者病情、心理状态、合作程度、会阴清洁度及外阴皮肤情况 2. 向患者讲解阴道冲洗的目的,术中不适,解除其紧张情绪,取得合作
操作要点 (60 分)	1. 备齐用物,做好解释,在检查室进行操作,环境清洁、安静,请无关人员离开。核对床号、姓名、药名、浓度、温度、用法 2. 嘱患者排便、排尿,清洁外阴,必要时给予协助。协助患者上检查床、脱去一侧裤腿、取膀胱截石位,暴露外阴。操作者站在患者前方,臀下铺垫巾,污物桶放于台下

续 表

项 目	技术操作要求
操作要点 （60分）	3. 将冲洗桶挂至距离床沿60～70cm的支架上,接上冲洗头,排去管内空气,测水温后备用 4. 用冲洗液先冲洗外阴部。戴手套,将窥阴器插入阴道内,将冲洗头沿阴道纵壁方向插入至后阴道穹处开始冲洗,冲洗时轻轻旋转窥阴器更换位置,使冲洗液能达到阴道各部冲净为止。然后反折橡胶管,拔出冲洗头,下压窥阴器,流出阴道液体 5. 如需用药,冲洗完毕,用无菌干棉球吸干阴道液体,遵医嘱局部上药。粉剂可用喷粉管喷于宫颈上；药片需放置于后穹窿或用带尾线的大棉球将药片顶于阴道深部,线尾留在阴道口外,嘱患者12～24h后牵拉线尾取出棉球。取出窥阴器,擦干外阴,协助穿裤,感谢患者的合作 6. 整理用物,洗手并记录
指导患者 （10分）	1. 告知患者阴道冲洗可清洁阴道,改变阴道酸碱度,提高疗效 2. 冲洗时如有不适,及时沟通
提问（10分）	目的、注意事项及相关理论知识

【注意事项】

1. 冲洗液以41～43℃或患者感觉舒适为宜。

2. 动作要轻柔,避免疼痛,冲洗要彻底并注意保护患者隐私、保暖。

3. 月经期、妊娠期、产褥期及阴道出血者禁止阴道冲洗,防止逆行感染。

4. 未婚女性不做,必要时用小号冲洗头或导尿管代替。

九、产时会阴消毒技术

【目的】

为阴道操作、自然分娩、妇产科手术做准备。

【方法及标准】

会阴消毒操作方法及评分标准:100分。

项　目	技术操作要求
操作准备 (10分)	1. 护士准备:衣帽整洁、洗手、戴口罩 2. 用物准备:冲洗盘内放1000ml量杯2个(内盛39~41℃的温水)、无菌镊子4把、无菌敷料罐2个(1个内盛10%~20%肥皂水纱布,另1个内盛碘伏原液纱布)、无菌接生巾、垫巾、污水桶
评估产妇 (10分)	1. 评估产妇会阴清洁度及外阴皮肤情况,做好操作前的解释工作 2. 了解孕周及产程开始情况,阴道出血、流液情况
操作要点 (60分)	1. 核对产妇床号、姓名,帮助产妇取合适卧位(外展屈膝位或膀胱截石位),充分暴露会阴部,臀下铺垫巾 2. 将产床调节成床尾向下倾斜的位置,并将产妇腰下的衣服向上拉,以免冲洗时浸湿 3. 用镊子取肥皂水纱布1块,先擦洗阴阜、左右腹股沟、左右大腿内侧上1/3处,再擦洗会阴体、两侧臀部,擦洗时稍用力,然后弃掉纱布 4. 再取肥皂水纱布1块,按顺序擦洗尿道口→阴道口→大阴唇→会阴体,稍用力,最后擦肛门,弃掉纱布及镊子 5. 用温水由外至内缓慢冲洗皂迹(冲洗前,操作者可将水倒在手腕部测温,待温度合适后,再给产妇冲洗)。冲洗过程中及时沟通,询问产妇水温是否适宜,室内温度是否合适,并做适当调节,防止产妇受凉。操作要轻柔规范,观察产妇的反应,及时判断产程进展 6. 再按3、4、5程序重复1遍 7. 夹取碘伏原液纱布1块,消毒外阴1遍。擦洗顺序为尿道口→阴道口→小阴唇→大阴唇→阴阜,换第2块碘伏原液纱布擦洗腹股沟→大腿内侧上1/3处→会阴体→肛门,不要超出温水冲洗清洁范围,弃掉纱布及镊子。根据需要进行第2遍消毒:更换持物镊,同法擦洗,步骤同上

续　表

项　目	技术操作要求
操作要点 (60分)	8. 消毒后根据需要以生理盐水冲洗会阴,撤出臀下垫巾,垫好无菌接生巾
指导产妇 (10分)	1. 告知产妇操作过程中臀部不要抬起,以免冲洗水流入后背 2. 嘱产妇如果宫缩来临时身体不要左右翻动,以免影响消毒效果 3. 告知产妇双手不能触碰消毒区域
提问(10分)	目的、注意事项及相关理论知识

【注意事项】
1. 消毒原则:由内向外,自上而下。
2. 操作过程中注意遮挡患者,给予保暖,避免受凉。
3. 进行第 2 遍外阴消毒时,消毒范围不能超过第 1 遍范围。
4. 操作中注意无菌原则。

十、铺　产　台

【目的】
使新生儿分娩在无菌区内,减少产妇及新生儿的感染机会。
【方法及标准】
铺产台操作方法及评分标准:100 分。

项　目	技术操作要求
操作准备 (10分)	1. 护士准备:衣帽整洁,洗手,戴口罩 2. 用物准备:产包内置外包布、内包布、产单、气门芯 1～2 个、接生巾 5 块、裤套 2 只、计血器、止血钳 3 把、断脐剪、脐带卷、钢尺、换药碗 2 个
操作要点 (75分)	1. 刷手完毕,取屈肘手高姿势,由侧门进入产房 2. 核对并评估产妇,向产妇解释操作目的以取得合作,请无关人员离开,询问产妇室温是否合适,不合适可适当调节室温

续　表

项　目	技术操作要求
操作要点 （75分）	3. 助手将产包外包布打开 4. 接生者穿隔离衣、戴手套，检查产包内消毒指示卡是否达消毒标准，双手拿住产单的上侧两角，用两端的折角将双手包住，嘱产妇抬臀，将产单的近端铺于产妇臀下，取裤套（由助手协助抬起产妇左腿）套于产妇左腿，助手尽量拉裤套至产妇大腿根部，在大腿外侧打结。用同样的方法穿右侧 5. 接生者更换手套，将一接生巾打开，一侧反折盖于腹部，准备接生物品。将器械、敷料按接生使用顺序摆好。告知产妇产台铺好后身体不可随意挪动，仔细观察耐心询问，如有不适请助手帮忙进行调整。切忌污染无菌区域 6. 助手将新生儿襁褓准备好，室温不到26～28℃时应提前预热，同时准备好新生儿复苏辐射台
综合评价 （15分）	1. 严格无菌操作 2. 沟通恰当 3. 口述注意事项

【注意事项】

1. 检查产包有无潮湿、松散等被污染的情况。
2. 嘱产妇及其陪产家属勿触摸无菌物品。
3. 注意给产妇保暖。

十一、接　生

【目的】

使胎儿安全娩出，保护会阴，避免娩出时产妇会阴严重裂伤。

【方法及标准】

接生操作方法及评分标准：100分。

项　目	技术操作要求
操作准备 (10分)	1. 护士准备:戴一次性帽子、口罩,洗手 2. 用物准备:①产包内放弯盘1个、血管钳3把、有齿镊子1把、持针器1把、缝合针(三角针1个,圆针大、中号各1个)、服药杯1个、治疗碗1个、剪线剪1把、侧切剪1把、纱布若干块、脐带卷1个(棉签1根、纱布1块、带线气门芯1个)或脐带夹。无菌产单、治疗巾4块、裤腿2个、无菌隔离衣2件。②另备5%碘酊、2.5%碘酊、75%乙醇、碘伏缸、无菌手套、5ml一次性注射器1个、缩宫素2支、便盆、棉块缸、肥皂水壶、温开水壶、0.05%碘伏壶、无菌持物钳、镊子筒。③抢救新生儿用物备新生儿复苏辐射台、复苏器、大小面罩、各种型号气管插管、婴儿低压吸引器、一次性吸痰管、新生儿喉镜、氧气。抢救药品备肾上腺素、生理盐水、纳洛酮
评估产妇 (10分)	1. 评估产妇一般情况、全身状况及配合程度 2. 评估胎心是否正常,产妇宫缩情况及宫口开大情况
操作要点 (60分)	1. 核对并评估产妇,请无关人员离开,向产妇解释操作目的,以取得合作 2. 初产妇宫口开全,经产妇宫口开大3～4cm时,应将产妇送至产房,做好接生准备工作 3. 将用物推至产床旁,进行三查七对,做好解释安慰,协助产妇保持个人清洁,加强心理护理,减少疼痛导致的不适,教产妇宫缩疼痛时深呼吸的方法,嘱其在宫缩间歇抓紧休息 4. 协助产妇排空膀胱,取膀胱截石位,臀下放一便盆,用消毒干棉块盖住阴道口,先用清水清洁外阴部,再用消毒肥皂水棉块擦洗外阴部,顺序为:阴阜→大腿内侧上1/3→大阴唇→小阴唇→会阴体→肛门周围及肛门,自外向内,自上向下冲洗。用温开水冲掉肥皂水,用0.5%碘伏液冲洗消毒外阴部,顺序为:阴道前庭→小阴唇→大阴唇→阴阜→大腿内侧上1/3→肛门周围及肛门,最后用消毒干纱布按以上顺序擦干外阴部 5. 助手打开产包,接生人员按无菌操作常规刷手消毒、戴无菌手套、穿手术衣后,铺好无菌产单,为产妇穿好裤腿 6. 保护会阴:会阴部盖消毒巾,接生者站在产妇右侧,右肘支在产床上,右手拇指与其余四指分开,利用手掌大鱼际肌顶住会阴部 7. 协助俯屈:每当子宫收缩时右手应向上内方施压,同时左手应轻轻下压胎头枕部,协助抬头俯屈和使胎头缓慢下降

续表

项　目	技术操作要求
操作要点 （60分）	8. 协助仰伸：当胎头枕部在耻骨弓下露时，左手应按分娩机制协助胎头仰伸。此时若宫缩强，应嘱产妇张口哈气消除腹压，让产妇在宫缩间歇时稍向下屏气，使胎头缓慢娩出 9. 胎肩的娩出：胎头娩出后，右手仍注意保护会阴，不要急于娩出胎肩，而应先以左手自鼻根向下挤压，挤出口鼻内的黏液和羊水，然后协助胎头复位及外旋转，使胎儿双肩径与骨盆出口前后径相一致。接生者的左手向下轻压胎儿颈部，使前肩从耻骨弓下先娩出，再托胎颈向上使后肩从会阴前缘缓慢娩出。双肩娩出后，保护会阴的右手方可松开，然后双手协助胎体及下肢相继以侧位娩出，将新生儿轻放在产台上，在距脐带根部 15～20cm 处，用两把止血钳夹住脐带，在两钳之间剪断脐带。记录胎儿娩出时间 10. 新生儿护理：①清理呼吸道，置新生儿仰卧于辐射台上，用无菌巾迅速擦干全身的羊水与血迹，撤掉湿巾，呈头稍后仰位，注意保暖。用吸耳球或吸痰管清除新生儿口、鼻腔的黏液和羊水，以免吸入肺内。当呼吸道黏液和羊水已洗净而仍无哭声时，可用手触摸新生儿背部或轻弹足底以诱发呼吸。新生儿大声啼哭，表示呼吸道通畅。②脐带处理，用75%乙醇消毒脐带根部周围，直径约5cm，以脐轮为中心向上消毒约5cm。在距脐根部1cm处用止血钳夹住并在止血钳上方剪断脐带，将气门芯或脐带夹套在或夹在距脐带根部0.5cm处。取下止血钳，纱布挤压脐带断端残余血液，用5%碘酊消毒脐带断端，注意药液不可触及新生儿皮肤，以免灼伤，以无菌纱布包好，用弹性绷带或脐带纱布包扎固定。将新生儿托起，让产妇看清性别，交台下护士。③新生儿查体，为新生儿测量体重、身长，做全身初步检查，了解有无产伤、畸形等，检查后记录。在新生儿记录单上按足印，戴腕带，写明母亲姓名、新生儿性别、出生时间，肌内注射维生素 K_1、乙肝疫苗。处理时注意保暖。④新生儿皮肤接触，新生儿娩出后1h内，尽早与母亲进行皮肤接触，皮肤接触时间为30min以上

続　表

项　目	技术操作要求
操作要点 (60分)	11. 协助胎盘娩出,胎盘胎膜娩出后,立即静脉或肌内注射缩宫素10U,按摩子宫刺激其收缩,减少出血。在按摩子宫的同时观察阴道出血量 12. 检查胎盘、胎膜是否完整,有无副胎盘 13. 检查软产道,如有裂伤,应立即按解剖结构缝合 14. 在产房观察产后一般情况2h,注意子宫收缩、宫底高度、膀胱充盈、阴道出血量、会阴、阴道有无血肿等情况,每隔15～30min 1次。按常规每隔15～30min测量1次血压、脉搏并记录。指导产妇正确哺乳的方法,并再次进行有关每日喂养知识的宣教。分娩2h后无异常,将产妇连同新生儿送至母婴同室病房,与休养区护士床头交接班 15. 产房按要求进行终末消毒,完成表格书写及登记工作
指导产妇 (10分)	1. 教会产妇屏气用力的方法,增加腹压协助子宫收缩 2. 关心并安慰产妇,指导产妇正确配合
提问(10分)	目的、注意事项及相关理论知识

【注意事项】

1. 胎头拨露使阴唇后联合紧张时,应开始保护会阴。宫缩间歇时,保护会阴的右手稍放松,以免压迫过久引起会阴水肿。

2. 接生要领:在保护会阴的同时,协助胎头俯屈,让胎头以最小径线(枕下前囟径)在宫缩间歇时缓慢地通过阴道口,以预防会阴撕伤,产妇与接生者必须充分合作才能做到。

3. 当胎头娩出时有脐带绕颈,先处理脐带绕颈。

4. 接产者必须正确处理胎肩娩出,胎肩娩出时要注意保护好会阴。

十二、外阴湿热敷

【目的】

湿敷可促进局部血液循环,增强白细胞的吞噬作用和组织活力,有助于脓肿局限,刺激局部组织的生长和修复。用于会阴水肿、血肿、伤口硬结及早期感染产妇。

【方法及标准】

外阴湿热敷操作方法及评分标准:100 分。

项　目	技术操作要求
操作准备 (10 分)	1. 护士准备:衣帽整洁,洗手,戴口罩 2. 用物准备:热水袋、换药包(无菌镊 2 把、无菌纱布 2 块、弯盘 1 个)垫巾 2 块、95%乙醇或 50%硫酸镁溶液(41~48℃)
评估产妇 (10 分)	1. 评估产妇一般情况、全身状况 2. 向产妇讲解外阴湿热敷的目的及对产程的影响,取得配合
操作要点 (60 分)	1. 推治疗车于患者床旁,查对床号、姓名,向产妇解释操作目的,以取得合作 2. 协助产妇脱下右侧裤腿,嘱产妇仰卧,双腿屈曲、外展、臀下置一垫巾。妥善遮盖其他部位防止受凉 3. 打开换药包把所需的热浴液倒入弯盘内,将纱布浸透并用双手持镊子把纱布拧至不滴水,温度适宜后用镊子将纱布铺平放于需热敷的部位。操作过程中加强沟通,询问患者水温是否适宜,及时做适当调整。仔细观察病情变化,发现异常及时做相应的处理 4. 垫巾塑料面朝内盖于纱布上,外敷热水袋(水温 60~70℃)盖好被子 5. 热敷后协助产妇穿好衣裤,感谢产妇的配合 6. 整理用物,洗手,记录
指导产妇 (10 分)	1. 告知产妇外阴湿热敷的目的及方法 2. 指导产妇正确配合
提问(10 分)	目的、注意事项及相关理论知识

【注意事项】

1. 如外阴有血迹及分泌物时,应先冲洗外阴。
2. 注意保暖和遮挡产妇。

3. 所有用品均为消毒灭菌物品。

4. 湿热敷过程中要注意观察会阴伤口,发现异常,应及时汇报医师,遵医嘱给予相应的处理。

5. 湿热敷的温度一般为 41～48℃或以产妇感觉舒适为宜,防止烫伤。

6. 休克、虚脱、昏迷、感觉迟钝等产妇尤应警惕防止烫伤。

7. 在湿热敷过程中,要经常巡视病房,询问产妇温度是否适宜,及时调整。

十三、挤奶技术

【目的】

保持母亲正常泌乳,减轻乳房肿胀,防止乳汁淤积保持乳腺导管通畅。

【方法及标准】

挤奶技术操作方法及评分标准:100 分。

项 目	技术操作要求
操作准备 (10 分)	1. 护士准备:衣帽整洁,洗手,戴口罩 2. 用物准备:大清洁容器 1 个、毛巾 1 条
评估产妇 (10 分)	1. 评估产妇一般情况、全身状况及配合程度 2. 讲解挤奶的目的和方法,取得合作
操作要点 (60 分)	1. 携用物至床旁,核对产妇床号、姓名,注意保护产妇隐私,请无关人员离开,妥善遮盖身体其他部位,防止受凉,洗净双手 2. 协助产妇坐或站位均可,以产妇感到舒适为宜 3. 将热毛巾敷一侧乳房 3～5min 后,一只手置于乳房下托起乳房,另一只手以小鱼际按顺时针方向螺旋式按摩乳房 4. 将容器靠近乳房 5. 将拇指及示指放在乳晕上下方距乳头根部 2cm 处,2 指相对,其他手指托住乳房 6. 拇指及示指向胸壁方向轻轻下压,不可压得太深,否则将引起乳腺导管阻塞

续 表

项 目	技术操作要求
操作要点 （60分）	7. 压力应作用在拇指及示指间乳晕下方的乳房组织上，即必须压在乳晕下方的乳窦上 8. 依各个方向按照同样方法压乳晕，要做到使乳房内每一个乳窦的乳汁都被挤出 9. 一侧乳房至少挤压 3～5min，待乳汁少了，就可挤压另一侧乳房，如此反复数次 10. 为挤压足够的乳汁，持续时间应以 20～30min 为宜。操作过程中观察产妇的反应，询问挤压力度是否适宜，根据产妇的感受适当调整挤压力度 11. 挤奶完毕，协助产妇穿好衣服，整理床单位取舒适卧位，告知产妇乳汁的保存方法及保存时间。感谢产妇的配合 12. 整理用物，洗手，记录
指导产妇 （10分）	1. 告知产妇挤奶不会有太大痛苦，一般能忍受，不要有心理压力，消除产妇的紧张心理 2. 指导产妇挤奶过程中及时沟通，正确配合
提问（10分）	目的、注意事项及相关理论知识

【注意事项】

1. 首先向产妇讲解挤奶的目的，以树立产妇母乳喂养的信心。
2. 挤奶时，注意室内温度，不要过于暴露。
3. 按摩时力量要适度，切忌用力过猛。
4. 压乳晕的手指不应有滑动或按摩式动作，应类似于滚动式动作。
5. 不要挤压乳头，因为压或挤乳头不会出奶。
6. 选择大口容器为好，每次尽量将乳汁挤干净。
7. 挤出的乳汁保存在冰箱内。

十四、剖宫产时新生儿的护理

【目的】

为异常新生儿做好抢救准备；为新生儿进行脐带处理。

【方法及标准】

剖宫产时新生儿的护理操作方法及评分标准：100分。

项 目	技术操作要求
操作准备 （10分）	1. 护士准备：衣帽整洁，洗手，戴口罩 2. 用物准备：新生儿处理包内置接生巾2块、纱布2块、止血钳2把、断脐剪、洗耳球、钢尺、气门芯1~2个。新生儿复苏物品准备同正常接生时
操作要点 （75分）	1. 核对并评估产妇后术者将手洗净，打开新生儿辐射台开关并在辐射台上打开新生儿处理包外包布 2. 戴手套、穿隔离衣，将用物摆好，打开一块接生巾折成双层，托在双手上准备接新生儿 3. 新生儿放于辐射台上：①继续用洗耳球或吸痰管插入咽部吸出黏液和羊水。如果效果不好，可配合医师采取气管内插管吸取。动作轻柔，避免负压过大损伤咽部黏膜。②常规处理脐带。③刺激呼吸使新生儿建立自主呼吸。进行Apgar评分 4. 清洁整理新生儿后抱给产妇辨别性别 5. 检查胎盘、胎膜是否完整，测量大小，同时测量脐带长度并记录 6. 手术室护士用襁褓将新生儿包好 7. 协助新生儿与母亲进行皮肤接触（脸部与脸部的皮肤接触）。清洗器械，放入敷料准备间 8. 查体，测量身长、体重并记录查体结果。在新生儿记录单上按足印，戴腕带（注明母亲姓名、新生儿性别、出生时间），肌内注射维生素K_1、乙肝疫苗 9. 在剖宫产登记本上登记。将新生儿送入母婴同室病房。整理好床单位取舒适卧位。告知产妇及其家属产妇和新生儿的正常反应，加强巡视发现异常及时报告医师并协助处理

续 表

项　目	技术操作要求
综合评价 （15 分）	1. 严格无菌操作 2. 注意给新生儿保暖 3. 口述注意事项

【注意事项】

1. 注意室内温度，温度低时应及时打开辐射台开关。
2. 新生儿与母亲进行皮肤接触时，注意保暖。
3. 天冷时应注意给新生儿保暖。

十五、新生儿脐部护理技术

【目的】

保持脐部清洁，预防新生儿脐炎的发生。

【方法及标准】

新生儿脐部护理操作方法及评分标准：100 分。

项　目	技术操作要求
操作准备 （10 分）	1. 护士准备：衣帽整洁，剪指甲，洗手，戴口罩 2. 用物准备：75％乙醇、无菌棉签、必要时备 1％甲紫、2.5％硝酸银溶液、生理盐水、75％乙醇纱布
评估新生儿 （10 分）	1. 新生儿沐浴后，擦干全身皮肤，评估全身状况 2. 查看脐带有无红肿、渗血、渗液、异常气味
操作要点 （70 分）	1. 每日沐浴后暴露脐部，用 75％乙醇擦净脐带残端，环形消毒脐带根部 2. 一般情况不宜包裹，保持干燥使其易于脱落 3. 脐部有分泌物者，75％乙醇消毒后，涂 1％甲紫使其干燥 4. 脐带脱落处，如有红色肉芽组织增生，用 2.5％硝酸银溶液灼烧，并用生理盐水棉签擦洗局部 5. 有脐轮红肿的新生儿，用 75％乙醇消毒后，覆盖 75％乙醇纱布 6. 处理完毕，洗手，记录

续 表

项　　目	技术操作要求
提问(10分)	目的、注意事项及相关理论知识

【注意事项】

1. 脐部护理时,应严密观察脐带有无特殊气味及脓性分泌物,发现异常及时报告医师。

2. 脐带未脱落前,勿强行剥落,结扎线如有脱落应重新结扎。

3. 脐带应每日护理1次,直至脱落。

4. 新生儿使用尿布时注意勿让其超越脐部,以免尿液粪便污染脐部。

5. 使用硝酸银溶液时,注意勿碰正常组织,以免引起烧灼伤。

十六、新生儿沐浴

【目的】

1. 清洁皮肤、促进血液循环、增进身体的舒适,预防感染。

2. 促进新生儿四肢活动,评估全身情况,及时发现异常。

【方法及标准】

新生儿沐浴操作方法及评分标准:100分。

项　　目	技术操作要求
操作准备 (10分)	1. 护士准备:衣帽整洁、洗手、戴口罩 2. 用物准备:①沐浴用物,大、小毛巾,尿布、新生儿衣服、婴儿沐浴液、爽身粉、磅秤、沐浴装置。②护理用物,无菌持物钳,无菌棉签、棉球、纱布、脐带敷料,消毒植物油或液状石蜡,75%乙醇、3%硼酸、5%鞣酸软膏、眼药水等 3. 环境准备:调节沐浴室内温度一般在26～28℃,水温37～39℃

续　表

项　目	技术操作要求
评估新生儿 （10分）	1. 评估新生儿出生情况和目前状况，皮肤是否红润、干燥，有无发绀、斑点、皮疹、脓疱、黄疸。脐部有无红肿、分泌物及渗血，肢体活动有无异常 2. 向新生儿母亲解释新生儿沐浴的目的、方法
操作要点 （70分）	1. 将新生儿抱至沐浴室，置于沐浴台上，解开包被检查腕带标签，核对母亲的床号、姓名，新生儿出生时间、性别、体重，脱去衣服，撤去尿布，测量体重 2. 拭去眼部、鼻孔、耳孔分泌物；检查皮肤、口腔、脐部、臀部有无感染、破损 3. 第1次沐浴的新生儿，先用消毒的植物油擦去全身尤其是头部、颈部、四肢皱褶、腋下、腹股沟、女婴阴唇间隙等部位皮肤上的胎脂和血液 4. 为新生儿裹上浴巾，护士以左前臂托住新生儿背部，左手掌托住其头颈部，将其下肢夹在左腋下。移至沐浴水池，护士用右前臂内侧试水温适宜度 5. 先洗头面部，将小毛巾蘸湿后，用其两个小角擦洗双眼（由内眦洗向外眦），用小毛巾的一面清洗鼻子、口周及脸部，分别清洗两只耳朵。用少许洗发液清洗头部，清水冲净擦干。冲洗头部时用左手拇指和中指将新生儿双耳向内盖住耳孔，防止水流入耳内造成感染 6. 洗完头面部后，解下浴巾，将新生儿放于沐浴池内的软垫上，新生儿头枕在护士一侧肘部，用水湿润全身，然后将浴液倒在护士手上搓出泡沫，涂于新生儿全身，涂抹顺序为颈、腋下、上肢、躯干、腹股沟、臀部、下肢，注意皮肤皱褶处。最后用清水冲净 7. 将新生儿抱至沐浴台上，用大毛巾包裹，擦干全身，脐部用75%乙醇棉签擦拭 8. 给新生儿穿上衣服，兜上尿布，再次核对腕带无误后，裹上包被，送回病床 9. 清理用物，洗手，记录

续表

项　　目	技术操作要求
提问(10分)	目的、注意事项及相关理论知识

【注意事项】

1. 严格执行查对制度及新生儿沐浴操作规程。

2. 沐浴时间应在新生儿吃奶后1h,一般情况下可只用清水,必要时用婴儿沐浴液,沐浴液不能直接倒在新生儿皮肤上。

3. 动作轻柔、迅速,注意保暖,避免受凉及损伤。

4. 沐浴时勿使水进入新生儿口、鼻、耳、眼内。洗头时应注意洗净耳后。

5. 每次沐浴前后都要核对新生儿腕带,脱落时要及时补上。

十七、新生儿抚触

【目的】

1. 通过肌肤的接触,有助于增加新生儿体重,改变睡眠规律,提高应激能力。

2. 促进新生儿神经系统发育,有益于新生儿的生长发育。

3. 促进母婴情感交流,促进乳汁分泌,有助于母乳喂养。

4. 加快新生儿免疫系统的完善,提高免疫力。

【方法及标准】

新生儿抚触操作方法及评分标准:100分。

项　　目	技术操作要求
操作准备 (10分)	1. 护士准备:衣帽整洁、洗手、指甲剪短并磨平、温暖双手、取下手表

续 表

项 目	技术操作要求
操作准备 （10分）	2. 用物准备：清洁的衣服、尿布、室温计、婴儿润肤油、大毛巾 3. 环境准备：调节室温 26～28℃，环境清洁、安静
评估新生儿 （10分）	1. 了解新生儿胎龄、日龄，评估目前状况，有无皮肤损伤，有无发热、哭闹等现象，是否过饱、饥饿或疲劳 2. 向产妇及其家属介绍抚触的目的和方法
操作要点 （70分）	1. 核对新生儿腕带标签，核对母亲的床号、姓名，新生儿出生时间、性别、体重 2. 大毛巾铺于操作台或床上，将新生儿放置在大毛巾上，解开包被，脱去衣服 3. 头面部：取适量润肤油，护士用两拇指从前额中央向两侧推至发际（沿眉骨）；用两拇指从下颌中央向外、向上滑行（似微笑状）。1手托头，用另1手的指腹从前额发际抚向脑后，避开囟门；最后示指、中指分别在耳后乳突部轻轻按压，换手，同法抚触另半部 4. 胸部：两手分别从胸部的外下侧（两侧肋缘）向对侧的外上方交叉推进至两侧肩部，在胸部形成一个大的交叉，避开新生儿乳头 5. 腹部：右手指腹从新生儿右下腹滑向右上腹（似Ⅰ形）；右手指腹自右上腹经左上腹推向左下腹，（似倒L形）；右手指腹自右下腹经右上腹、左上腹推向左下腹（似倒U形） 6. 四肢：两手掌交替抓住上肢近端（肩），边挤边滑向远端（手腕），然后从上到下搓揉大肌肉群及关节（上下肢相同） 7. 手足：两手指指腹从婴儿手掌面依次推向指端，并提捏各手指指尖，活动关节；足与手相同 8. 背部：婴儿呈俯卧位，以脊柱为中分线，双手平放在脊柱两侧，从颈部向下按摩至臀部，最后由头顶沿脊柱抚触至骶部、臀部 9. 穿好衣裤，更换尿布，核对腕带无误，抱还母亲，感谢其母亲的配合与参与，嘱咐出院回家后根据新生儿情况坚持抚触 10. 整理用物，洗手，记录

续 表

项　　目	技术操作要求
提问(10分)	目的、注意事项及相关理论知识

【注意事项】

1. 确保抚触时不受干扰,可播放一些柔和的音乐,使彼此放松。并注意与新生儿进行目光和语言的交流。

2. 感觉新生儿疲劳、饥渴或哭闹时不宜抚触。

3. 根据新生儿状态决定抚触时间,一般每次10～15min,每天1次或2次。抚触最好在新生儿沐浴后进行。

4. 抚触前双手适当涂润肤油,搓揉双手温暖后再进行抚触。在抚触过程中,如出现哭闹、肌张力增高、肤色改变等,应暂停抚触,如持续1min以上应停止抚触。

第四节　儿科护理操作

一、婴幼儿体重、身高(长)测量

【目的】

1. 评价患儿体格发育和营养状况。
2. 为计算患儿所需热量、补液量和临床用药提供依据。
3. 协助疾病诊断。

【方法及标准】

婴幼儿体重、身高(长)测量操作方法及评分标准:100分。

项　　目	技术操作要求
操作准备 (10分)	1. 护士准备:衣帽整洁、洗手 2. 用物准备:婴儿磅秤、身长测量仪、清洁衣服、清洁包布、尿布、记录本、包被 3. 环境准备:调节室温26～28℃,安静、整洁,光线适宜

续　表

项　目	技术操作要求
评估患儿 (10分)	1. 评估患儿一般情况,配合程度,了解父母身高、健康状况和喂养状况 2. 向家长解释测量体重、身高的目的、方法,以取得合作
操作要点 (70分)	1. 核对患儿姓名、性别等 2. 测量体重:①将清洁包布铺在磅秤上;②调节磅秤至零点;③脱去患儿的衣服及尿布,注意保暖;④将患儿抱起,轻放于秤盘上,保证安全;⑤双眼平视刻度盘,准确读取数值(以 kg 为单位);⑥抱起患儿,穿好衣裤,更换尿布,包被包裹,再次核对确认后,交还家长 3. 测量身高:①将清洁包布铺于测量板上,将患儿平卧放于测量板包布上;②助手固定患儿头部使其轻贴于顶端;③护士 1 手按住患儿双膝,使其双腿平直;④另 1 手推动滑板贴于足底;⑤准确度数(以 cm 为单位);⑥给患儿穿好鞋、袜,整理衣服,盖好被褥,整理床单位 4. 记录
提问(10分)	目的、注意事项及相关理论知识

【注意事项】

1. 注意保暖、安全和准确。

2. 测量体重宜选择喂奶前或饭前、便后进行。做到定时、定磅秤,所测数值与前次差异较大时,应重新测量核对。

3. 测量身长时患儿应头正、腰平、腿直,不要挤压头部。推动滑板时动作应轻快,并准确读数。

二、更 换 尿 布

【目的】

1. 保持婴幼儿臀部皮肤清洁、干燥,增进舒适感。

2. 预防尿布皮炎发生或促进尿布皮炎的愈合。

【方法及标准】

更换尿布操作方法及评分标准:100 分。

项　　目	技术操作要求
操作准备 (10分)	1. 护士准备:衣帽整洁、洗手、戴口罩 2. 用物准备:尿布、盆内盛温水(38～40℃)、尿布桶、小毛巾、护臀霜 3. 环境准备:调节室温 24～28℃,安静、整洁,光线适宜
评估患儿 (10分)	1. 评估婴幼儿一般情况,臀部皮肤情况 2. 向家长说明及时更换尿布的重要性和必要性,解释操作过程及配合要点
操作要点 (70分)	1. 携用物至床旁,问患儿家长好,核对患儿床号、姓名、性别等,向患儿家长做好解释,取得配合 2. 降下床栏杆,掀开患儿下半身被褥,注意保暖 3. 解开污湿的尿布,轻提患儿双足,用原尿布洁净端自上而下擦净会阴及臀部。大便时将污湿尿布对折于臀下 4. 用温水清洗会阴及臀部,清洗顺序由上向下,先清洗会阴,而后清洗左、右侧腹股沟,最后清洗肛门周围。然后用小毛巾轻轻沾干,臀部涂护臀霜(取清洁棉签 2 支,由上向下,在臀部皮肤上轻轻滚动) 5. 轻提患儿双足,取下污湿尿布放于桶内,再将清洁尿布垫于腰下,放下双足,折另一端尿布于腹部,系好尿布带 6. 整理好婴儿衣裤,躺卧舒适,整理床单位,提上床挡 7. 洗手,记录
提问(10分)	目的、注意事项及相关理论知识

【注意事项】

1. 选择质地柔软、透气性好、吸水性强的纯棉尿布或采用一次性尿布。
2. 更换尿布时,动作要轻柔、敏捷,注意保暖,避免受凉。
3. 尿布长短、宽窄和系带松紧应适宜,不宜垫橡皮布或塑料布。

三、婴幼儿盆浴

【目的】

1. 沐浴能促进血液循环,清洁皮肤,活动四肢。
2. 适用于家庭护理,教会家长在沐浴过程中观察全身情况,尤其是皮肤情况。

【方法及标准】

婴幼儿盆浴操作方法及评分标准:100 分。

项　目	技术操作要求
操作准备 (10 分)	1. 护士准备:衣帽整洁,洗手,剪指甲 2. 用物准备:婴幼儿尿布及衣服、大毛巾、毛巾被及包布、系带、面巾 1 块、浴巾 2 条,护理盘内备梳子、指甲刀、棉签、液状石蜡、50%乙醇、滑石粉、肥皂、浴盆(内盛 38～41℃温热水,2/3 满)、水壶(内盛 50～60℃热水备用)
评估患儿 (10 分)	1. 评估婴幼儿一般情况,臀部皮肤情况及配合程度 2. 向家长说明盆浴目的、作用、操作过程,取得家长积极配合
操作要点 (70 分)	1. 用消毒抹布擦拭盘、台、车 2. 携用物至床旁按顺序摆好,浴盆置于床旁凳上。关闭门窗,调节室温在 24～28℃。核对患儿床号、姓名、性别等 3. 将盖被三折至床尾,脱去衣服,保留尿布,用大毛巾包裹患儿全身 4. 擦洗头面部:①由内眦向外眦擦拭眼睛;②分别擦拭双耳和面部;③用干棉签清洁双侧鼻孔;④抱起患儿,左手托住患儿枕部、腋下,夹住患儿躯干,拇指和中指分别向前折起患儿耳郭,遮住双耳;⑤按顺序清洗头、颈、耳后 5. 沐浴全身:①浴盆底部铺垫 1 块浴巾;②将患儿放入水中,左手握住患儿左臂靠肩处,右前臂托住患儿双腿,用右手握住患儿左腿靠近腹股沟处;③松开右手,用另 1 块浴巾淋湿患儿全身;④清洗全身,按顺序抹肥皂于颈下、臂、手、胸、背、腿、足、会阴、臀部,边洗边冲净,在清洗过程中,护士左手始终将患儿托住(只在洗背时,左、右手交接患儿,使患儿头靠在护士手臂上)。注意洗净皮肤皱褶处,同时观察皮肤有无异常情况

续　表

项　目	技术操作要求
操作要点 (70分)	6. 擦干全身:将患儿依照放入水中的方法迅速抱出,用大毛巾包裹全身并将水分吸干 7. 从上到下检查全身各部位,给予相应处理。必要时用液状石蜡棉签擦净女婴大阴唇及男婴包皮处污垢 8. 更换衣服、尿布,必要时剪指(趾)甲、更换床单等 9. 整理床单位,提上床挡 10. 清理用物,洗手,记录
提问(10分)	目的、注意事项及相关理论知识

【注意事项】

1. 患儿沐浴在喂奶前或喂奶后1h进行,以免呕吐或溢奶。

2. 沐浴时注意保暖,减少暴露,动作轻快。眼、耳内不得有水或肥皂沫进入。

3. 注意观察全身皮肤情况,发现异常及时报告医师。

4. 对患儿头顶部皮脂结痂不可用力擦洗,可涂液状石蜡浸润,待次日轻轻梳去结痂后再给予洗净。

四、婴幼儿服药法

【目的】

药物经口服后被胃肠道吸收和利用,以达到治疗的目的。

【方法及标准】

婴幼儿服药法操作方法及评分标准:100分。

项　目	技术操作要求
操作准备 (10分)	1. 护士准备:衣帽整洁,洗手,戴口罩 2. 用物准备:服药卡,水杯(内盛有温水)、小勺、药杯、小毛巾

续 表

项　目	技术操作要求
评估患儿 （10分）	1. 评估患儿病情、治疗情况、用药史、药物过敏史、心理状态、配合程度等 2. 向患儿家长解释用药的目的、过程，取得患儿家长的理解和积极配合
操作要点 （70分）	1. 核对医嘱，将药车推入病房，查对患儿床号、姓名、药名、剂量、浓度、用法、时间 2. 选择安静、整洁、光线适宜、温暖的环境 3. 抱婴儿坐在椅子上，将小毛巾围于婴儿颈部，用左臂固定患儿的双臂及头部，用拇指轻压其上颌，使之张口，用小勺盛药液从婴儿嘴角处顺口颊方向缓慢倒入口中，停留片刻，待患儿将药液咽下后再将小勺拿开。如为幼儿，鼓励其自行用药杯服药，必要时予以帮助 4. 再次核对（7项）。观察用药反应 5. 擦净患儿口角，置患儿舒适体位，头偏向一侧，感谢患儿家长的配合，对较大患儿给予表扬和鼓励 6. 清洗药杯并消毒，洗手，必要时记录
提问（10分）	目的、注意事项及相关理论知识

【注意事项】

1. 严格查对制度，严格按医嘱给药，做到剂量准确无误。

2. 给患儿喂药应在喂奶前或2次喂奶间进行。当患儿拒绝服药时，护士应尽量设法改善药物苦涩味，不能以打针威胁、哄骗或捏住鼻孔强行灌药，防止药液或药片吸入呼吸道造成窒息。

3. 患儿如有呛咳、恶心，应暂停喂药，轻拍背部或转移注意力，待好转后再喂。如患儿呕吐，应将头偏向一侧，防止呕吐物吸入气管内。

4. 中、西药不能同时服用，须间隔30～60min。任何药物均不能混于乳汁中同时喂哺。不主张用奶瓶喂药，以免使患儿产生错觉影响以后的哺乳。油类药物可用滴管直接滴入口中。

5. 喂药时应按药物的不同性质使用不同的服药方法。

6. 喂药最好选用专门的喂药勺,上有刻度,方便控制喂药量。

7. 因某种原因患儿不能或暂时不能服药时,应将药带回保管并通知值班医师酌情处理。

五、婴儿乳瓶喂乳

【目的】

满足各种原因引起的母乳不足或不能母乳喂养但有吸吮能力的婴儿的生长发育的需求。

【方法及标准】

婴儿乳瓶喂乳操作方法及评分标准:100分。

项　目	技术操作要求
操作准备 (10分)	1. 护士准备:衣帽整洁,洗手,戴口罩 2. 用物准备:治疗车、乳卡、毛毯、饭巾、消毒奶瓶(内盛适量温乳液)、无菌奶嘴、镊子、小毛巾、尿布、尿布桶、脸盆(内盛温水)
评估患儿 (10分)	1. 评估患儿体重、一般状态、母乳喂养情况等 2. 向患儿家长解释合理喂养的目的、作用、喂奶过程可能出现的问题,取得合作
操作要点 (70分)	1. 核对医嘱,查对患儿床号、姓名、乳量、浓度、用法、时间 2. 选择安静、整洁、光线适宜、温暖的环境 3. 给患儿换尿布,使其舒适,洗手,再次核对患儿床号、姓名、乳液种类、乳量及时间 4. 选择合适奶嘴套于瓶口,并检查奶嘴孔大小是否合适(以乳液能连续滴出为宜) 5. 用毛毯包裹好患儿,将患儿抱起取半卧位或坐位,用饭巾围于患儿颈部 6. 试乳液温度:滴1~2滴乳液于手背、手臂内侧或将奶瓶贴于面部试温,不感觉烫为宜。乳液温度一般为39~41℃为宜

续 表

项　目	技术操作要求
操作要点 (70分)	7. 喂乳:用奶嘴刺激婴儿觅食反射,待婴儿张嘴时将奶嘴放于舌上,奶瓶斜度以能将奶嘴充满乳液为宜。注意观察婴儿吸吮能力和哺乳情况,若婴儿停止吸吮,可轻轻提拉奶瓶刺激吸吮 8. 喂乳完毕,用饭巾擦患儿口角旁乳汁。竖抱患儿,轻轻拍背以驱尽胃内空气 9. 将患儿放于婴儿床,取右侧卧位,头偏向一侧,防止溢奶引起窒息 10. 整理用物,清洁配奶、喂奶用具,消毒备用。母婴同室者感谢患儿家长的配合,教会患儿家长乳瓶喂乳方法及告知注意事项 11. 洗手,记录喂奶情况,有无大小便及其他情况
提问(10分)	目的、注意事项及相关理论知识

【注意事项】

1. 配奶、喂奶用具均需消毒。

2. 配奶时先倒入温开水然后放入奶粉。乳液应现用现配,剩余乳液不可再次喂哺。

3. 哺乳时乳液始终充满奶嘴,以免吸入气体过多引起腹胀或呕吐。乳瓶颈不要压在患儿口唇上,以免妨碍吸吮。奶嘴孔堵塞时,应按无菌操作原则重新更换奶嘴。

4. 患儿吸吮过急有呛咳时,应暂停喂哺。轻拍后背,稍休息后再喂。

5. 遇患儿窒息,应立即将患儿置头低足高位,头偏向一侧,轻拍背部。用电动吸引器或洗耳球吸尽口、鼻腔内乳汁及分泌物后给氧,并通知医师。

六、约 束 法

【目的】

防止患儿过于活动,以利于诊疗操作进行或防止碰伤身体。

【方法及标准】

约束操作方法及评分标准:100 分。

项 目	技术操作要求
操作准备 (10 分)	1. 护士准备:衣帽整洁,洗手,戴口罩 2. 用物准备:①全身约束法,凡能包裹患儿全身的物品皆可使用,如大毛巾、毛毯、大单等;②手足约束法,手足约束带或纱布棉垫与绷带
评估患儿 (10 分)	1. 评估患儿病情、治疗情况,选择适宜的约束方法 2. 向患儿家长解释约束的意义和方法,取得理解和合作
操作要点 (70 分)	**全身约束法** 1. 核对患儿床号、姓名等,如有患儿家长应做好解释工作,以得合作。将大单折成自患儿肩部至踝部的长度,将患儿放于中间 2. 以靠近护士侧大单紧紧包裹同侧患儿的上肢、躯干和双足,至对侧自患儿腋窝处整齐地掖于身下 3. 再将大单的另一侧包裹手臂及身体后,紧掖于靠护士侧身下。如患儿过分活动,可另加绷带系于大单外 **手足约束法** 用约束带一端系于手腕或足踝部,另一端系于床栏杆上 1. 绷带卷及棉垫法:用约束带打成双套结,以棉垫包裹手腕或足踝,将双套结套在棉垫外稍拉紧,使手足不易脱出,又不影响血液循环为宜,将约束带末端系在床栏杆上 2. 特制手足固定法:使患儿平卧姿势舒适,将固定带横铺在床上相当于患儿手腕、足踝处,将约束带两端紧系于床栏杆上
提问(10 分)	目的、注意事项及相关理论知识

【注意事项】

1. 约束带捆扎松紧要适宜,定时松解。
2. 定时观察局部皮肤血液循环情况或肢体血供情况。
3. 避免皮肤损伤,必要时局部按摩或加厚棉垫。

七、婴幼儿灌肠法

【目的】

1. 刺激肠蠕动,软化和清除粪便,排除肠内积气,减轻腹胀。
2. 清理肠道,为手术、检查做准备。
3. 解除和清除肠道内有害物质,减轻中毒。
4. 降温。

常用灌肠液及温度:0.1%～0.2%的肥皂水、生理盐水,溶液温度为39～41℃,用于降温时为28～32℃。

不同年龄患儿灌肠液量:遵医嘱而定,常用液量见下表(供参考)。

不同年龄患儿灌肠液量

年　龄	灌肠溶液量
<6个月	50ml
6个月至<1岁	100ml
≥1～<2岁	200ml
≥2～<3岁	300ml

【方法及标准】

婴幼儿灌肠操作方法及评分标准:100分。

项　目	技术操作要求
操作准备 (10分)	1. 护士准备:衣帽整洁,洗手,戴口罩 2. 用物准备:治疗卡,治疗盘内置灌肠筒、玻璃接头、肛管、止血钳、垫巾、弯盘、棉签、卫生纸、润滑剂(可用液状石蜡、凡士林)、量杯、水温计、输液架、便盆、尿布。冬季备毛毯用于保暖

续 表

项　目	技术操作要求
评估患儿 (10分)	1. 评估患儿病情、治疗情况及配合程度等 2. 向患儿家长解释灌肠的目的、方法,以取得家长的配合
操作要点 (70分)	1. 将用物携至床旁,核对患儿床号、姓名,挂灌肠筒于输液架上,灌肠筒底距离床褥30~40cm 2. 将枕头竖放,使其厚度与便盆高度相等,下端放便盆 3. 将垫巾放于便盆下防止污染床单位 4. 用大毛巾包裹约束患儿双臂后使其仰卧于枕头上,臀部放在便盆宽边上 5. 解开尿布,如无大小便则用垫巾垫在臀部与便盆之间,两腿各包裹1块垫巾分别放在便盆两侧 6. 连接肛管并润滑其前端,排尽管内气体,用止血钳夹紧橡胶管,将肛管轻轻插入直肠(婴儿2.5~4cm,儿童5~7cm)后固定,再用1块尿布覆盖在会阴部之上,以保持床单位的清洁 7. 松开止血钳,使液体缓缓流入,护士一手始终扶持肛管,同时观察患儿一般状况及灌肠液下降速度,并鼓励和安抚患儿 8. 灌闭夹紧肛管,用卫生纸包裹后轻轻拔出,放入弯盘内。若需保留灌肠液,可轻轻夹紧患儿两侧臀部数分钟 9. 协助排便,擦净臀部,取出便盆,为患儿系好尿布并包裹,使其舒适 10. 整理用物、床单位,记录溶液量与排便性状及患儿灌肠后的反应
提问(10分)	目的、注意事项及相关理论知识

【注意事项】

1. 根据患儿年龄选用合适的肛管,根据医嘱选择灌肠液的种类和量。

2. 灌肠中注意保暖,避免受凉。液体流入速度宜慢,并注意观察患儿情况,如患儿出现突然腹痛或腹胀加剧应立即停止灌肠,并与医师联系,给予处理。

3. 若为降温灌肠,液体应保留 30min 后再排出,排便后 30min 再测量体温并记录。

八、早产儿暖箱的应用

【目的】

1. 为患儿提供适宜的温度和湿度环境,保持体温稳定。
2. 提高早产儿的成活率。

【方法及标准】

早产儿暖箱的应用操作方法及评分标准:100 分。

项　　目	技术操作要求
操作准备 (10 分)	1. 护士准备:衣帽整洁、洗手、戴口罩 2. 用物准备:治疗卡、暖箱
评估患儿 (10 分)	1. 了解患儿状况,包括体重等 2. 告知患儿家长应用暖箱治疗的必要性
操作要点 (70 分)	1. 暖箱应用前核对患儿床号、姓名 2. 入暖箱前准备:①暖箱需先用消毒液擦拭消毒。②接通电源,检查暖箱各项显示是否正常。③将水槽内加入适量的蒸馏水。④将暖箱调温至所需的温度预热。根据患儿体重设定暖箱温度,一般体重在 1501~2000g 者,暖箱温度在 30~32℃;体重在 1001~1500g 者,暖箱温度在 32~34℃;体重<1000g 者,暖箱温度宜在 34~36℃。监测患儿体温,一般在 32~36℃。相对湿度 55%~65% 3. 将患儿放入暖箱内 4. 入暖箱后护理:①密切观察患儿面色、呼吸、心率、体温变化,随体温变化调节暖箱温度。②各种操作集中进行,动作要轻柔、熟练、准确。③每日在固定时间测患儿体重 1 次。④交接班时各班应交接并查看暖箱使用情况。⑤患儿需要暂时出暖箱接受治疗检查时要注意保暖。⑥水槽内蒸馏水每日更换 1 次,每周消毒暖箱 1 次。⑦对出生体重<1000g 的早产儿,箱内一切用物(布类)均需经过高压消毒

续　表

项　目	技术操作要求
操作要点 （70分）	5. 出暖箱后的处理：①切断电源。②放掉水槽内的蒸馏水。③用消毒液擦拭、清洁暖箱。④用紫外线灯照射30min后，表面置遮盖物备用
提问（10分）	目的、注意事项及相关理论知识

【注意事项】

1. 严格交接班。

2. 暖箱应避免阳光直射，冬季避开热源及冷空气对流处。

3. 使用暖箱时室温不宜过低，以免暖箱大量散热。

4. 使用中注意观察暖箱各仪表显示是否正常，出现报警要及时查找原因并给予处理，必要时切断电源，请专业人员进行维修。

5. 在使用中严格执行操作规程，以保证安全。

6. 长期使用暖箱的患儿，每周更换1次暖箱并进行彻底消毒。使用过程中定期进行细菌学监测。

7. 严禁骤然提高暖箱温度，以免患儿体温突然上升造成不良后果。

8. 患儿出箱前应逐渐调节箱温，以使患儿逐步适应周围温度。

九、光 照 疗 法

【目的】

应用光照疗法，治疗新生儿高胆红素血症，降低血清胆红素浓度。

【方法及标准】

光照疗法操作方法及评分标准：100分。

项　目	技术操作要求
操作准备 （10分）	1. 护士准备：衣帽整洁、洗手、戴口罩 2. 用物准备：治疗卡，光疗设备

第2章 专科护理操作

续 表

项　目	技术操作要求
评估患儿 (10分)	1. 了解患儿每日血清总胆红素数值、体温、出入量等状况 2. 告知患儿家长实施光照疗法的目的及必要性
操作要点 (70分)	1. 核对患儿姓名、床号 2. 入箱前准备:①清洁光疗箱,水箱内加蒸馏水至2/3满,接通电源使箱温升至患儿适应温度,相对湿度55%～65%;②为患儿测量体重、体温;③将患儿裸露,戴眼罩,用长条黑布包尿布遮盖会阴部,特别要保护男婴生殖器;④用大毛巾将箱周围围好,以防碰伤患儿;⑤将患儿置于蓝光下,关好边门。灯管与皮肤距离为33～50cm;⑥登记入箱时间 3. 入箱后观察及护理:①每2～4小时测体温1次,如有异常变化随时测体温,根据体温调节箱温。②观察患儿精神、反应、呼吸、脉搏变化及黄疸进展程度。③观察大便次数及性状,供给足够的热量,多喂水。④光线照射过程中如出现烦躁不安、皮肤呈花纹状、高热、惊厥等情况时应及时报告医师,找出原因,必要时可调节灯管数目。拉开边门使箱温降低。若情况不见好转,则停止光疗,出箱观察。⑤单面照光一般应每2小时更换1次体位,可以仰卧、侧卧、俯卧位交替更换 4. 出箱护理:①切断电源;②摘掉眼罩,将患儿衣着整理舒适,测体重;③登记出箱时间及灯管使用时间;④倒尽水槽中水,用有效消毒溶液擦净蓝光箱,整理完毕后备用
提问(10分)	目的、注意事项及相关理论知识

【注意事项】

1. 为患儿做检查、治疗、护理时,可戴墨镜,严格进行交接班,并查看蓝光箱使用情况。

2. 患儿光疗时随时观察患儿眼罩、会阴遮盖物有无脱落,注意皮肤有无破损。

3. 注意患儿洗浴后不要擦抹爽身粉,防止降低光疗效果。

4. 患儿光疗时,如体温高于37.8℃或低于35℃,应暂时停止光疗。

5. 光疗不良反应有发热、腹泻、皮疹、维生素 B_2 缺乏、低血钙、贫血、青铜症等,注意监护。

6. 灯管使用 300h 后光能量输出减弱 20%,900h 后减弱 35%,因此灯管使用 1000h 必须更换。

7. 保持灯管及反射板的清洁,每日擦拭,防止灰尘影响光照强度。夏季为避免箱温过高,光疗箱最好放于空调病室内。

十、股静脉采血法

【目的】

1. 为病情危重不宜翻动、肥胖且不易找寻血管的婴幼儿采血。
2. 采血做检验检查,以协助诊断。

【方法及标准】

股静脉采血操作方法及评分标准:100 分。

项　目	技术操作要求
操作准备 (10 分)	1. 护士准备:衣帽整洁、洗手、戴口罩 2. 用物准备:治疗盘内放 2%碘酊,75%乙醇,一次性注射器 1~2 个,各种采血管、血培养瓶,乙醇灯,火柴及小沙枕等
评估患儿 (10 分)	1. 评估患儿病情、治疗情况,有无出血倾向等 2. 向患儿及其家长解释操作的目的和方法,消除其恐惧心理,取得合作
操作要点 (70 分)	1. 携用物至床旁,核对患儿姓名、床号,做好解释,取得合作 2. 做好穿刺部位的清洁,婴儿用尿布包裹好会阴部,以免尿液粪便污染穿刺点 3. 助手使患儿仰卧,将其大腿外展与躯体成 45°,垫高穿刺处,使腹股沟展平,小腿弯曲 90°成蛙状,充分暴露穿刺部位 4. 按常规消毒穿刺部位皮肤及术者左手示指,用左手示指在腹股沟韧带中下 1/3 处触及股动脉搏动最明显处并固定好,右手持注射器沿股动脉内侧 0.5cm 处垂直刺入(根据患儿胖瘦决定刺入深度)后,逐渐提针并抽吸,见抽出暗红色血,固定针头,抽取血液至需要量

续 表

项　目	技术操作要求
操作要点 （70 分）	5. 拔针后助手用无菌干棉球按压针孔处 5～10min 后贴胶布固定棉球,术者将血液标本注入采血管或血培养瓶内 6. 穿刺完毕,分类清理用物,洗手,必要时记录
提问(10 分)	目的、注意事项及相关理论知识

【注意事项】

1. 严格无菌操作,充分暴露穿刺部位。若穿刺失败,不宜多次反复穿刺,以免形成血肿。

2. 穿刺时,若抽出的血液为鲜红色,提示穿入股动脉,应立即拔针,用无菌棉球紧压穿刺部位数分钟,直至无出血为止。

3. 穿刺后检查局部有无活动性出血,无出血方能离去。

4. 有出血倾向或凝血功能障碍者,禁用股静脉穿刺,以免引起出血。

十一、患儿头皮静脉输液

【目的】

同静脉输液。

【方法及标准】

患儿头皮静脉输液操作方法及评分标准:100 分。

项　目	技术操作要求
操作准备 （10 分）	1. 护士准备:衣帽整洁、洗手、戴口罩 2. 用物准备:同静脉输液,另备头皮静脉针 1～2 个、5ml 注射器 1 个(吸无菌生理盐水),必要时备纱布、剃毛刀、约束带。遵医嘱准备药液
评估患儿 （10 分）	1. 评估患儿病情、年龄、情绪状态、营养状况、上次进食的时间（小婴儿应在哺乳 30min 后进行,以防哭闹引起呕吐）、头部皮肤、血管情况

续 表

项　目	技术操作要求
评估患儿 (10分)	2. 向患儿及其家长解释输液的目的和方法,需要剃毛发者事先说明,以取得配合
操作要点 (70分)	1. 携用物至床旁,核对患儿姓名、床号,得到其家长的确认。核对(七对内容) 2. 给患儿头垫小枕,体位舒适,根据需要剃去局部毛发,清洁穿刺部位皮肤 3. 挂输液瓶于输液架上,排尽输液管内空气,备输液贴;助手(护士或其家长)站在患儿一侧或足侧,双肘固定患儿躯体及四肢,双手固定患儿头部,但切忌压迫患儿的五官。操作者站在患儿的头侧,选择较粗直的头皮静脉(常选用额静脉、颞浅静脉) 4. 用70%乙醇消毒穿刺部位皮肤、待干。用注射器抽取适量生理盐水,连接头皮针头,用1手拇指、示指分别固定静脉两端,另1手持头皮针,在距静脉最清晰点向后0.3cm处与皮肤成10°~15°沿静脉向心方向缓慢进针,当针头刺入静脉时有穿空感,同时又回血,再进针少许,推入少量生理盐水确定针头在血管内,用输液贴固定针头 5. 分离注射器,将头皮针与输液器连接,待液体滴入通畅后调节滴速 6. 再次核对(七对内容),整理用物,安置患儿舒适体位,告知注意事项,感谢配合 7. 拔针:输液完毕,轻轻撕松固定胶布,关闭调节器,用无菌干棉签按压穿刺点上方,迅速拔针,棉签按压穿刺点至不出血
提问(10分)	目的、注意事项及相关理论知识

【注意事项】

1. 操作过程中密切观察危重患儿的面色及一般情况,及时发现病情变化。

2. 输液过程中,护士应告知患儿及其家长,不能随意调节滴速,以防发生意外。

3. 余同静脉输液。

第五节　五官科护理操作

一、眼部涂药膏法

【目的】

1. 治疗眼部疾病。
2. 散瞳检查眼底。

【方法及标准】

眼部涂药膏操作方法及评分标准:100分。

项　目	技术操作要求	
操作准备 (10分)	1. 护士准备:衣帽整洁,洗手,戴口罩 2. 用物准备:治疗卡、无菌棉签及棉球、无菌眼垫、玻璃棒、抗生素眼药膏、胶布	
评估患者 (10分)	1. 评估患者病情、治疗、心理状态及合作程度 2. 评估眼部情况	
操作要点 (60分)	玻璃棒法	1. 携用物至床旁,核对患者床号、姓名、药名,右、左或双眼 2. 用消毒玻璃棒蘸少许眼膏 3. 嘱患者眼球向上看,玻璃棒与睑裂平行自颞侧将药膏涂在下穹窿部,嘱患者闭眼 4. 轻轻将玻璃棒抽出,用棉签擦去流出眼外的药膏,必要时盖眼垫 5. 用棉球将玻璃棒擦干净。感谢患者的配合
	软管法	1. 携用物至床旁,核对患者床号、姓名、药名、眼别 2. 手持眼药膏软管将药膏挤入下穹窿结膜囊内,提起上睑轻轻将眼睑闭合 3. 涂眼药膏后用棉签和棉球轻轻擦去外溢的药膏。感谢患者的配合

续　表

项　目	技术操作要求
指导患者 （10分）	1. 告知患者涂药膏的目的、方法及注意事项 2. 指导患者正确配合
提问（10分）	目的、注意事项及相关理论知识

【注意事项】

1. 检查玻璃棒是否完整，两端是否光滑，以免有破损而损伤角膜。

2. 用散瞳眼膏时须用干棉球压迫泪囊数分钟。

3. 涂眼药膏时切忌软管碰到角膜和睑睫毛，以免造成角膜损伤。

二、眼药水滴用法

【目的】

治疗眼部疾病。

【方法及标准】

眼药水滴用操作方法及评分标准：100分。

项　目	技术操作要求
操作准备 （10分）	1. 护士准备：衣帽整洁，洗手，戴口罩 2. 用物准备：治疗卡，抗生素眼药水，无菌棉签，棉球，无菌滴瓶
评估患者 （10分）	1. 评估患者病情、治疗、心理状态及合作程度 2. 评估眼部情况
操作要点 （60分）	1. 携用物至床旁，核对患者床号、姓名、药名、眼别 2. 嘱患者头稍向后仰，眼向上看，左手将下眼睑向下方牵引，右手持滴管或眼药瓶 3. 将药液1～2滴滴入结膜囊内 4. 轻提上睑，嘱患者轻闭目2～3min，用棉签拭干流出的药液 5. 整理床单位，感谢患者的配合 6. 清理用物，洗手，必要时记录

续　表

项　目	技术操作要求
指导患者 （10分）	1. 告知患者眼药水滴用的目的、方法及注意事项 2. 指导患者正确配合
提问（10分）	目的、注意事项及相关理论知识

【注意事项】

1. 严格执行三查七对。
2. 如眼部有分泌物者应用棉签擦除眼部分泌物。
3. 双眼滴药时,需先滴健眼,再滴患眼。
4. 有眼球穿透伤、角膜瘘、手术后的患者滴眼药水时勿压迫眼球。
5. 若为传染性眼病患者滴眼药水时应单独使用一份药液及用物。
6. 遇光变质药物应用黑纸包裹眼药瓶或用深色瓶。
7. 眼药水不能直接滴在角膜面。
8. 滴药时滴管距眼睑1～2cm,勿使滴管触及睫毛,以防污染。
9. 混悬液用前需摇匀。
10. 多种眼药水同用时要有间隔时间,不可同时滴入。
11. 滴用散瞳、缩瞳或特殊药物后,告知患者即刻用干棉球压迫泪囊部数分钟。

三、眼压测量法

【目的】

辅助检查,协助诊断。

【方法及标准】

眼压测量方法及评分标准:100分。

项　目	技术操作要求
操作准备 （10分）	1. 护士准备:衣帽整洁,洗手,戴口罩 2. 用物准备:无菌干棉球、75%乙醇棉球、表面麻醉药、抗生素眼药水、眼压计

续 表

项　目	技术操作要求
评估患者 （10分）	1. 评估患者病情、治疗、心理状态及合作程度 2. 评估眼部情况
操作要点 （60分）	1. 认真核对患者，做好解释和安慰，以取得患者合作 2. 嘱患者平卧，眼部滴表面麻醉药 3. 检查眼压计 4. 消毒眼压计 5. 患者眼部有泪液者应先擦干，再测量眼压 6. 测量后滴抗生素眼药水，以预防感染。感谢患者的配合 7. 记录结果 8. 擦拭眼压计备用
指导患者 （10分）	1. 告知患者眼压测量的目的及方法 2. 指导患者正确配合
提问（10分）	目的、注意事项及相关理论知识

【注意事项】

1. 测眼压时动作要轻、准、稳。
2. 有角膜伤口、角膜擦伤或传染性结膜炎者勿测量眼压。
3. 眼压计置于角膜时间不宜过长，连续测量时不宜超过3次。
4. 测量眼压时眼压计应垂直放置和移开。

四、外眼术后换药法

【目的】

观察手术后伤口情况，预防感染。

【方法及标准】

外眼术后换药操作方法及评分标准：100分。

项　目	技术操作要求
操作准备 （10分）	1. 护士准备：衣帽整洁，洗手，戴口罩 2. 用物准备：生理盐水、无菌棉签、75%乙醇、无菌眼垫、抗生素眼药水、胶布
评估患者 （10分）	1. 评估患者病情、治疗、心理状态及合作程度 2. 评估眼部情况
操作要点 （60分）	1. 核对患者床号、姓名，向患者解释换药目的，以取得配合 2. 解开绷带，取下眼垫 3. 用生理盐水棉签清洁眼部，然后用75%乙醇消毒皮肤伤口。分泌物多者，可先用生理盐水冲洗 4. 检查皮肤和结膜伤口对合情况、感染情况及手术后效果 5. 结膜囊内滴用抗生素眼药水或根据情况涂眼药膏 6. 盖无菌眼垫 7. 根据情况预约下次换药时间，感谢患者的配合 8. 分类清理用物，洗手，做好记录
指导患者 （10分）	1. 告知患者术后换药的目的及方法 2. 指导患者正确配合
提问（10分）	目的、注意事项及相关理论知识

【注意事项】

1. 严格无菌操作。换药过程中加强沟通，多用夸奖和鼓励的语言，以减轻患者的痛苦和对换药的恐惧心理。

2. 皮肤伤口若有隆起或脓性分泌物时，应根据情况间断或部分拆线，放置引流条或连续换药。

3. 内翻倒睫者应注意是否矫正。

五、泪道冲洗术

【目的】

1. 用于检查泪道是否通畅。

2. 内眼或泪道手术前常规准备。

3. 用于泪道注入抗生素治疗慢性泪囊炎。

【方法及标准】

泪道冲洗操作方法及评分标准：100分。

项 目	技术操作要求
操作准备 （10分）	1. 护士准备：衣帽整洁，洗手，戴口罩 2. 用物准备：治疗卡，一次性弯针头、一次性注射器（2～5ml）、消毒泪点扩张器、受水器、生理盐水、无菌棉签、表面麻醉药、抗生素眼药水
评估患者 （10分）	1. 评估患者病情、心理状态及合作程度 2. 评估眼部情况
操作要点 （60分）	1. 做好三查七对，向患者做好解释，取得合作 2. 患者取坐位或仰卧位，以手指或棉签挤压泪囊部位，排出泪囊内的积液、脓液 3. 滴表面麻醉药于泪点处或以棉签浸湿表面麻醉药后夹于上、下泪点间隔数分钟 4. 取2～5ml注射器，内盛生理盐水或抗生素溶液，安上弯针头 5. 嘱患者头部微向后仰固定不动，向上注视，将下睑向外下方牵拉，暴露下泪点，将冲洗针头垂直插入泪点1～2mm，然后转为水平方向向鼻侧进入泪小管内3～5mm，缓缓注入药液后，仔细观察泪点溢液情况，并询问患者咽部是否有水 6. 结膜囊内滴入抗生素眼药水或根据情况涂眼药膏。感谢患者的配合 7. 整理用物，洗手，记录结果
指导患者 （10分）	1. 告知患者泪道冲洗的目的、方法及注意事项 2. 指导患者正确配合
提问（10分）	目的、注意事项及相关理论知识

【注意事项】

1. 冲洗泪道不畅或阻力很大时，应询问病情，如无流泪史，应将针头轻轻转动冲洗，因有时针头被泪小管黏膜皱褶所阻塞，而产生不通的假象。

2. 泪点狭窄冲洗针头不能进入,可先用泪点扩张器扩张泪点。

3. 操作时要谨慎、细心,冲洗针头前进时不宜施以暴力,避免损伤泪道或造成假道。

六、结膜囊冲洗法

【目的】

清除结膜囊内的分泌物、异物,特殊检查前洗眼及化学性烧伤后的紧急冲洗,眼科手术的术前常规准备。

【方法及标准】

结膜囊冲洗操作方法及评分标准:100 分。

项 目	技术操作要求
操作准备 (10分)	1. 护士准备:衣帽整洁,洗手,戴口罩 2. 用物准备:治疗卡,洗眼壶、生理盐水、受水器、无菌棉签、无菌眼垫、无菌眼睑拉钩
评估患者 (10分)	1. 评估患者病情、心理状态及合作程度 2. 评估眼部情况
操作要点 (60分)	1. 认真核对患者,做好解释和安慰,以取得患者合作 2. 协助患者取仰卧位或坐位,头向冲洗侧倾斜,将受水器紧贴于待洗眼一侧的颊部,由患者自持 3. 操作者左手轻轻分开患者上下眼睑,右手持洗眼壶,距眼球 10~15cm,冲洗时先将水流冲于颊部,然后再移至眼部,进行结膜囊冲洗,距离由近至远以增大水的冲力 4. 嘱患者将眼球向各方向转动,并将上下眼睑翻开,使结膜囊各部分充分暴露,彻底清洗。冲洗过程中要耐心询问患者的感觉,观察眼球的活动情况 5. 冲洗后用无菌干棉签擦净眼睑及面部冲洗液,取下受水器,必要时覆盖眼垫。感谢患者的配合 6. 分类清理用物,洗手,记录

续　表

项　　目	技术操作要求
指导患者 (10分)	1. 告知患者结膜囊冲洗的目的、方法及注意事项 2. 指导患者正确配合
提问(10分)	目的、注意事项及相关理论知识

【注意事项】

1. 洗眼时,要防止洗眼壶触及眼睑、睫毛,以免污染洗眼壶。
2. 洗眼壶冲洗时不宜过高或过低。
3. 对眼球有伤口的患者,勿行冲洗,以防眼内容物脱出,但要对眼睑周围皮肤进行擦洗、消毒,动作要轻,切忌加压。
4. 眼睑肿胀或儿童及不合作者可用眼睑拉钩分开上、下眼睑再行冲洗。
5. 冲洗传染性眼病的用具,用后应彻底消毒。
6. 冲洗液要保持适宜的温度,一般以35~40℃为宜。

七、结膜下注射法

【目的】

将药液注入结膜下以提高药物在眼内的浓度,增强和延长药物作用时间,治疗眼前段疾病,也用于眼球手术的局部浸润麻醉。

【方法及标准】

结膜下注射操作方法及评分标准:100分。

项　　目	技术操作要求
操作准备 (10分)	1. 护士准备:衣帽整洁,洗手,戴口罩 2. 用物准备:治疗卡、无菌棉块或棉签、无菌眼垫、一次性注射器、一次性4号或4½号针头、表面麻醉药、抗生素眼药水、胶布、绷带
评估患者 (10分)	1. 评估患者病情、心理状态及合作程度 2. 评估眼部情况

续　表

项　目	技术操作要求
操作要点 （60分）	1. 认真核对患者，做好解释和安慰，消除期恐惧情绪，以取得患者合作 2. 结膜囊内滴用表面麻醉药2～3次，每次间隔1～2min 3. 协助患者取坐位或仰卧位 4. 上睑或下睑分别固定于相应眶缘处，嘱患者向上或向下注视，眼球应向注射部位的相反方向注视 5. 选择充血较轻、血管较少的部位进行注射，注射针与眼球壁成10°～15°进针，切忌垂直，以免误伤眼球。针尖应背离角膜方向，将药物注入上方或下方球结膜下 6. 结膜下注射常用部位为上或下球结膜或穹窿部结膜 7. 慢慢推注药物，可见药液小泡形成。若注射部位有较多瘢痕形成，推注药物阻力较大，不宜形成药液小泡，可更换注射部位，选择下穹窿部位注射 8. 注射完毕，遵医嘱眼部用药，盖眼垫或绷带包扎。遵医嘱取下眼垫或打开绷带，按时用药。感谢患者的配合 9. 分类清理用物，洗手，记录
指导患者 （10分）	1. 告知患者结膜下注射的目的、方法及注意事项 2. 指导患者正确配合
提问（10分）	目的、注意事项及相关理论知识

【注意事项】

1. 注射时嘱患者向任一方向注视不动，以防发生意外。
2. 注射时不要用力过猛，以免刺伤巩膜。
3. 注射时针头与角膜平行或朝向穹窿部，避免发生危险。
4. 注射时要避开血管，并经常更换部位，以免形成粘连。

八、结膜结石剔出术

【目的】

将结膜结石剔出。

【方法及标准】

结膜结石剔出操作方法及评分标准：100分。

项　　目	技术操作要求
操作准备 （10分）	1. 护士准备：衣帽整洁，洗手，戴口罩 2. 用物准备：治疗卡，无菌眼睑拉钩、无菌棉签、眼垫、抗生素眼药水、无菌尖刀片或一次性注射针头、表面麻醉药
评估患者 （10分）	1. 评估患者病情、治疗、心理状态及合作程度 2. 评估结膜结石程度
操作要点 （60分）	1. 核对患者，做好解释，以取得患者合作 2. 协助患者取仰卧位，结膜囊内滴表面麻醉药2～3次 3. 操作者一手持眼钩，一手持棉签翻转上睑或下睑，暴露眼睑、结膜面 4. 嘱患者向手术眼睑相反的方向注视，以尖刀刀尖或注射针头剔出突出结膜面结石 5. 术后滴抗生素眼药水，眼部盖眼垫，嘱患者用手掌稍用力压迫2～5min止血后，取下眼垫。感谢患者的配合 6. 清理用物，洗手，记录
指导患者 （10分）	1. 告知患者结膜结石剔出的目的及方法 2. 指导患者正确配合
提问（10分）	目的、注意事项及相关理论知识

【注意事项】

1. 尖刀片斜面向上，纵行挑开结膜面上的结石，以减少出血。

2. 结石多而成堆时，只取大而突出的，且不可一次取净，尽量减少眼睑、结膜的损伤。

九、倒睫电解术

【目的】

解除倒向眼球的睫毛对角膜、结膜的长期刺激。

【方法及标准】

倒睫电解操作方法及评分标准:100分。

项　目	技术操作要求
操作准备 (10分)	1. 护士准备:衣帽整洁,洗手,戴口罩 2. 用物准备:治疗卡、75%乙醇、无菌棉签、棉球、无菌眼垫、2%~4%普鲁卡因、无菌睫毛镊数个、一次性注射器、电解毛囊器、抗生素眼药水
评估患者 (10分)	1. 评估患者病情、治疗、心理状态及合作程度 2. 评估倒睫程度
操作要点 (60分)	1. 核对患者,做好解释,以取得合作 2. 协助患者取仰卧位,睑缘皮肤用75%乙醇消毒后(勿使乙醇流入眼内),嘱患者向任一方向注视不动,在倒睫附近的皮下进针,将少许2%~4%普鲁卡因药液注入睑缘,拔针后用棉签轻轻按压注射部位1min,如有出血,则应压迫1~2min 3. 将电解器的阳极用盐水湿棉球或湿纱布,置于患者同侧面颊部,以阴极针沿睫毛方向刺入毛囊约2mm深后,按动开关,此时电流约2mA,通电时间10~20s,至针的周围出现白色气泡后退针 4. 用睫毛镊子轻轻拔出睫毛。若不易拔出,说明毛囊根部尚未充分破坏,需再次行电解。操作中及时沟通,询问患者的感受。重复操作时要做好解释工作 5. 术后眼部点抗生素眼药水,感谢患者的配合 6. 清理用物,洗手,记录
指导患者 (10分)	1. 告知患者倒睫电解的目的、方法及注意事项 2. 指导患者正确配合
提问(10分)	目的、注意事项及相关理论知识

【注意事项】

1. 电解倒睫前,检查仪器是否连接准确。
2. 针刺方向务必与睫毛方向一致。

3. 如发生皮下血肿,可压迫数分钟,严重者包扎1d。
4. 操作时注意勿伤及角膜。

十、角膜异物取出术

【目的】
取出包括角膜表层和深层的各种性状的异物。

【方法及标准】
角膜异物取出术操作方法及评分标准:100分。

项　目	技术操作要求
操作准备 (10分)	1. 护士准备:衣帽整洁,洗手,戴口罩 2. 用物准备:表面麻醉药、一次性注射器、一次性4号或4½号针头、无菌异物针及开睑器、无菌眼垫、无菌棉签、生理盐水、无菌镊子、抗生素眼药水、胶布等
评估患者 (10分)	1. 评估患者病情及合作程度 2. 评估患者受伤情况,包括异物的大小、角膜刺伤的部位
操作要点 (60分)	1. 核对患者,做好解释,以取得患者合作 2. 协助患者取仰卧位,滴表面麻醉药2~3次 3. 在良好的照明条件下,以手指或开睑器牵开上、下眼睑,嘱患者注视一固定方向不动 4. 角膜表面异物可用消毒棉签轻轻擦除,轻擦不掉者,可用异物针或消毒针头自下向上剔除。如留有锈环,可根据情况一并剔除 5. 多发性角膜浅层异物,如爆炸伤、烟花爆竹等热烧伤有多量粉末异物嵌入角膜基质内,可分期取出,避免过多损伤角膜 6. 植物性异物,可根据情况用镊子夹出或用无菌针头剔出 7. 异物取出后,遵医嘱用药、盖眼垫 8. 深层异物应到手术室用手术显微镜进行取出,铁性异物可用磁铁吸出 9. 清理用物,洗手,记录
指导患者 (10分)	1. 告知患者术后注意事项及复诊时间 2. 指导患者正确配合
提问(10分)	目的、注意事项及相关理论知识

【注意事项】

异物或锈环在角膜深层时不宜勉强取之,尽量减少对角膜组织的破坏,可嘱患者次日复诊或遵医嘱。

十一、耳部滴药法

【目的】

软化耵聍,消炎、镇痛。

【方法及标准】

耳部滴药操作方法及评分标准:100 分。

项 目	技术操作要求
操作准备 (10 分)	1. 护士准备:衣帽整洁,洗手,戴口罩 2. 用物准备:治疗卡,小治疗盘 1 个、无菌棉签、无菌小棉球、滴耳药液、3%过氧化氢溶液、生理盐水(50ml)、污物罐、小药杯 1 个
评估患者 (10 分)	1. 评估患者病情、心理状态及合作程度 2. 评估耳部情况
操作要点 (60 分)	1. 核对患者,做好解释,以取得患者合作 2. 协助患者取平卧位,头偏向健侧,患耳朝上 3. 用棉签蘸取生理盐水清拭外耳道内的分泌物,必要时用 3%过氧化氢溶液反复清洗 4. 轻拉耳郭,充分暴露耳道 5. 将药液滴入 2~3 滴后,轻压耳屏,使药液充分进入中耳,将小棉球塞入外耳道口,以免药液流出 6. 嘱患者保持原卧位 5~10min,感谢患者的配合 7. 清理用物,洗手,必要时记录
指导患者 (10 分)	1. 告知患者耳部滴药的目的、方法及注意事项 2. 指导患者正确配合
提问(10 分)	目的、注意事项及相关理论知识

【注意事项】

1. 药液不可过凉或过热,否则可刺激内耳引起眩晕等症状,甚至出现眼震。

2. 滴药时,小儿应将耳郭向后下方牵拉,成年人则向后上方牵拉。

3. 操作前,询问患者药物过敏史。

十二、耳道冲洗法

【目的】

清除耵聍栓塞,清除耳道异物。

【方法及标准】

耳道冲洗操作方法及评分标准:100 分。

项　目	技术操作要求
操作准备 (10 分)	1. 护士准备:衣帽整洁,洗手,戴口罩 2. 用物准备:耳冲洗器(或 20ml 注射器)、弯盘、纱布、额镜、耳镜、无菌棉签、无菌棉球、温生理盐水 500ml
评估患者 (10 分)	1. 评估患者病情、心理状态及合作程度 2. 评估耳部情况
操作要点 (60 分)	1. 核对患者,做好解释,以取得患者合作 2. 协助患者取平卧位,头偏向健侧,将弯盘紧贴于患者耳垂下方 3. 操作者左手向后上方轻拉患耳,用右手将盛有温生理盐水的耳冲洗器,沿外耳道后壁,轻轻推入,反复冲洗至耵聍或异物冲净为止。冲洗过程中仔细观察患者的反应并询问患者的感受,如有不适及时调整 4. 用棉签轻拭外耳道,检查鼓膜及外耳道情况,必要时用消炎药滴耳,再将小棉球轻放入外耳道口 5. 观察有无内耳刺激症状。感谢患者的配合 6. 清理用物、洗手,必要时记录
指导患者 (10 分)	1. 告知患者耳道冲洗的目的、方法及注意事项 2. 指导患者正确配合
提问(10 分)	目的、注意事项及相关理论知识

【注意事项】
1. 冲洗液温度不可过热或过凉(药液温度应与体温相近)。
2. 动作轻柔,冲洗时切勿直射鼓膜,避免造成鼓膜损伤。
3. 急性炎症期及有鼓膜穿孔者不宜冲洗,以免引起并发症。

十三、鼻腔滴药法

【目的】

收缩或湿润鼻腔黏膜,改善鼻腔黏膜状况,达到引流、消炎、通气的作用。

【方法及标准】

鼻腔滴药操作方法及评分标准:100 分。

项　目	技术操作要求
操作准备 (10 分)	1. 护士准备:衣帽整洁,洗手,戴口罩 2. 用物准备:遵医嘱备药、治疗卡、小治疗盘、无菌棉签、手电筒、小药杯、生理盐水
评估患者 (10 分)	1. 评估患者病情、心理状态及合作程度 2. 评估鼻腔情况
操作要点 (60 分)	1. 核对患者,做好解释,以取得患者合作 2. 先嘱患者擤鼻,解开领口,取仰卧垂头位,肩下垫枕或头伸出床沿下垂 3. 用生理盐水棉签清理鼻腔,检查鼻腔情况 4. 左手轻推患者鼻尖,以充分暴露鼻腔,右手持滴鼻药药瓶距患者鼻孔约 2cm 处,轻滴药液 3~5 滴 5. 轻捏鼻翼,使药液均匀分布于鼻腔黏膜 6. 保持原卧位约 5min 后,患者方能坐起或行患侧卧位,使药液能进入患侧的前组鼻旁窦内。感谢患者的配合 7. 及时询问患者感受。观察用药后的效果并记录
指导患者 (10 分)	1. 告知患者鼻腔滴药的目的、方法及注意事项 2. 指导患者正确配合
提问(10 分)	目的、注意事项及相关理论知识

【注意事项】
1. 操作前要洗手,避免交叉感染。
2. 要认真查对药液,检查药液有否沉淀变质。
3. 对于高血压及老龄患者,只能取肩下垫枕位。

十四、鼻腔冲洗法

【目的】

清洗鼻腔、改善血液循环、促进炎症吸收,用于鼻腔、鼻旁窦手术后清痂、引流、消肿、止血、收敛、防止术后鼻腔粘连。

【方法及标准】

鼻腔冲洗操作方法及评分标准:100 分。

项　　目	技术操作要求
操作准备 (10分)	1. 护士准备:衣帽整洁,洗手,戴口罩 2. 用物准备:冲洗卡、鼻腔冲洗器、小毛巾、弯盘,遵医嘱备鼻腔冲洗液(无鼻腔冲洗液可用生理盐水或呋喃西林代替)
评估患者 (10分)	1. 评估患者病情、心理状态及合作程度 2. 评估鼻腔情况
操作要点 (60分)	1. 核对患者,做好解释,以取得患者合作 2. 每次冲洗前先将鼻腔冲洗器用凉开水冲洗干净 3. 嘱患者擤鼻,取坐位,清理并检查鼻腔情况 4. 将鼻腔冲洗橄榄头一端塞入一侧前鼻孔内,另一端放入鼻腔冲洗液中,挤压冲洗器的橡胶负压球,进行鼻腔清洗,每侧鼻腔使用冲洗液 300~500ml(无鼻腔冲洗液可用生理盐水或呋喃西林代替) 5. 冲洗时,头前倾 30°,低头并张口,颌下接弯盘,出水端应低于入水端。冲洗过程中观察患者反应,如有不适及时停止操作,通知医师配合处理 6. 冲洗完毕,整理用物清洁患者鼻面部,协助取舒适卧位,并感谢患者的配合 7. 用清水把鼻腔冲洗器冲洗干净、风干、备用。洗手,记录

项　目	技术操作要求
指导患者 （10分）	1. 告知患者鼻腔冲洗的目的、方法及注意事项 2. 指导患者正确配合
提问（10分）	目的、注意事项及相关理论知识

【注意事项】

1. 鼻腔、上呼吸道急性炎症及中耳急性感染不宜冲洗。

2. 冬天应将药液瓶放在温水中加热至与体温接近，冲洗药液温度不宜过高或过低。

3. 冲洗时压力不要过大，否则会使分泌物冲入咽鼓管，导致中耳炎。

4. 冲洗时不宜做吞咽动作。

5. 冲洗完毕，将冲洗器冲洗干净、风干备用，防止细菌孳生（一般每2周更换1个冲洗器）。

6. 一般术后鼻腔冲洗15d至1个月或遵医嘱。

第六节　急诊科护理操作

一、心肺复苏基本生命支持技术

【目的】

以徒手操作来恢复猝死患者的自主循环、自主呼吸和意识，抢救发生突然、意外死亡的患者。

【方法及标准】

徒手心肺复苏操作方法及评分标准：100分。

项　目	技术操作要求
操作准备 （10分）	1. 护士准备：衣帽整齐 2. 用物准备：硬木板1块、纱布、弯盘

续　表

项　目	技术操作要求
评估患者 （30分）	1. 判断患者的意识：呼叫患者、轻拍患者肩部。确认患者意识丧失，立即呼救，寻找他人帮助 2. 判断患者呼吸：通过看、听、感觉（看：胸部有无起伏；听：有无呼吸音；感觉：有无气体逸出）三步骤来完成，判断时间不超过10s，无反应表示呼吸停止，应立即给予人工呼吸 3. 判断患者颈动脉搏动：术者示指和中指指尖触及患者气管正中部（相当于喉结的部位），旁开两指，至胸锁乳突肌前缘凹陷处。判断时间不超过10s。如无颈动脉搏动，应立即进行胸外心脏按压
操作要点 （50分）	1. 开放呼吸道：①将床放平，如果是软床，胸下需垫胸外按压板，将患者放置于仰卧位；②如有明确呼吸道分泌物，应当清理患者呼吸道，取下活动义齿；③开放呼吸道，采用仰头抬颏法 2. 人工呼吸：①口对口人工呼吸，送气时捏住患者鼻子，呼气时松开，送气时间为1s，见胸廓抬起即可；②应用简易呼吸器，将简易呼吸器连接氧气，氧流量8～10L，一只手以"EC"手法固定面罩，另一只手挤压简易呼吸器，每次送气400～600ml，频率10～12次/分 3. 胸外按压：①按压部位，胸骨中下1/3交界处；②按压手法，一只手掌根部放于按压部位，另一只手平行重叠于此手背上，手指并拢，只以掌根部接触按压部位，双臂位于患者胸骨的正上方，双肘关节伸直，利用上身重量垂直下压；③按压幅度，使胸骨下陷5～6cm，而后迅速放松，反复进行；④按压时间：放松时间＝1∶1；⑤按压频率：100～120次/分；⑥胸外按压：人工呼吸＝30∶2；⑦操作5个循环后再次判断颈动脉搏动及人工呼吸10s，如已恢复，进行进一步生命支持；如颈动脉搏动及人工呼吸未恢复，继续上述操作5个循环后再次判断，直至高级生命支持人员及仪器设备的到达

续 表

项　目	技术操作要求
心肺复苏 有效指征 （5分）	1. 能扪到大动脉搏动，收缩压＞8kPa(60mmHg) 2. 面色、口唇、甲床和皮肤色泽转红 3. 呼吸改善或出现自主呼吸 4. 散大的瞳孔缩小 5. 眼球活动，睫毛反射与对光反射出现，甚至手足抽动，肌张力增高
提问（5分）	目的、注意事项及相关理论知识

【注意事项】

1. 人工呼吸时送气量不宜过大，以免引起患者胃部胀气。

2. 胸外按压时要确保足够的频率及深度，尽可能不中断胸外按压，每次胸外按压后要让胸廓充分的回弹，以保证心脏得到充分的血液回流。

3. 胸外按压时肩、肘、腕在一条直线上，并与患者身体长轴垂直。按压时，手掌掌根不能离开胸壁。

二、除颤技术

【目的】

纠正患者心律失常。

【方法及标准】

除颤操作方法及评分标准：100分。

项　目	技术操作要求
操作准备 （10分）	1. 护士准备：衣帽整齐 2. 用物准备：除颤器、导电糊或盐水纱布、除颤电极片
评估患者 （10分）	1. 了解患者病情状况 2. 评估患者意识、心电图状况及是否有心室颤动波

续 表

项　目	技术操作要求
操作要点 （70分）	1. 迅速携除颤器及导电糊或生理盐水纱布至患者旁 2. 除颤前监测患者心电示波，必要时遵医嘱给予药物，以提高心室颤动阈值 3. 在电极板上涂以适量导电糊或生理盐水纱布，涂抹均匀 4. 确认电复律方式为非同步方式，能量选择正确 5. 将两个电极分别放置在患者的心尖和心底部。用较大压力尽量使胸壁与电极板紧密接触，以减少肺容积和电阻，保证除颤效果 6. 再次观察心电示波，确实需要除颤，嘱其他人离开患者床边，操作者两臂伸直固定电极板，使自己的身体离开床缘，充电至所需能量后两手拇指同时按压放电按钮电击除颤。能量选择：如采用双向波电除颤可选择150～200J，如采用单项波电除颤应选择360J。1次电击无效应继续胸外按压和人工通气，5个周期的CPR后，再次分析心律，必要时再次除颤 7. 放电后立即观察心电示波，了解除颤效果，必要时再次除颤 8. 除颤完毕，清理用物，洗手，记录
提问（10分）	目的、注意事项及相关理论知识

【注意事项】

1. 除颤前确定患者除颤部位无潮湿、无敷料。如患者带有置入性起搏器，应注意避开起搏器部位至少10cm。

2. 除颤前确定周围人员无直接或间接与患者接触。

3. 操作者身体不能与患者接触，不能与金属类物品接触。

4. 电极板放置位置要准确（心尖部：左侧腋前线第5～6肋间，心底部：胸骨右缘第2肋间），并应与患者皮肤密切接触，保证导电良好。导电糊涂抹要均匀，防止皮肤灼伤。

5. 动作迅速，准确。

6. 保持除颤器完好备用。

参 考 文 献

崔焱.2005.护理学基础.北京:人民卫生出版社
高荣花,彭祝宪.2008.护理技术操作手册.北京:科学技术出版社
李晓松.2008.护理学基础.第2版.北京:人民卫生出版社
曾建平,刘捷.2009.护理专业技术实训.北京:中国科学技术出版社
张春舫,任景坤.2007.护士岗位技能训练50项考评指导.北京:人民军医出版社
张美琴.2008.护理专业技术实训.北京:人民卫生出版社
章晓幸.2004.护理学基础.杭州:浙江科学技术出版社
中华医学会.2006.临床技术操作规范·护理分册.北京:人民军医出版社